加班对员工心理健康和组织行为的影响研究

蔚佼秧　著

中国纺织出版社有限公司

内 容 提 要

　　本书较为系统的阐述了我国加班的现状及趋势、加班可能产生的影响，通过质性和量化研究调查了加班与心理健康、工作家庭冲突和组织行为结果，如工作满意度、离职倾向、工作投入等的关系；奖励/补偿、工作时间可控性、自愿或强制对加班的调节作用及其作用机制以及文化背景对加班可能产生的影响，从而提出针对性的策略和建议，希望能对减少或减轻加班的不利影响有所帮助。

图书在版编目（CIP）数据

　　加班对员工心理健康和组织行为的影响研究／蔚佼秧著. --北京：中国纺织出版社有限公司，2022.9
　　ISBN　978-7-5180-9901-6

　　Ⅰ.①加…　Ⅱ.①蔚…　Ⅲ.①劳动时间—影响—职工—心理健康—研究②劳动时间—影响—职工—组织行为—研究　Ⅳ.①R395.6

　　中国版本图书馆CIP数据核字（2022）第181201号

责任编辑：张　宏　　责任校对：高　涵　　责任印制：储志伟

中国纺织出版社有限公司出版发行
地址：北京市朝阳区百子湾东里A407号楼　邮政编码：100124
销售电话：010—67004422　传真：010—87155801
http://www.c-textilep.com
中国纺织出版社天猫旗舰店
官方微博 http://weibo.com/2119887771
天津千鹤文化传播有限公司印刷　各地新华书店经销
2022年9月第1版第1次印刷
开本：710×1000　1/16　印张：15
字数：230千字　定价：89.90元

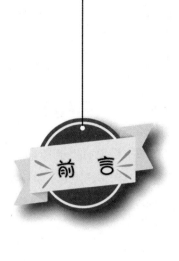

前言

在当今信息时代，高科技全球经济创造了高速的工作节奏和激烈的竞争，加班已经成为一种普遍的现象。随着经济的发展，每天 8 小时的产量已经满足不了需求。最低工资标准规定的出台，致使出现了最低工资标准加加班费的工资结构，这种工资结构让公司有了更高的灵活性。因此，本书关注的重点不再只是加班是否合法的问题，而是公司是否合理地支付加班费以及员工的身心健康问题。病态的加班不仅压榨了员工的休息时间，更对员工的身心健康造成了严重的损伤。近年来，中华人民共和国人力资源和社会保障部先后宣布，集中排查、整治超时加班问题。2021 年 8 月 26日，中华人民共和国人力资源和社会保障部、最高人民法院联合发布了劳动人事争议典型案例，并在一起案件中明确指出，"996"严重违反法律关于延长工作时间上限的规定，相关公司规章制度应该被视为无效。国家出台各项法规政策规范加班问题，保障员工相应的劳动报酬和休息休假权益。

对于加班工作对员工身心健康和生活的影响已有了较广泛的研究。然而，对于减轻加班对员工不利影响的可能因素的调查较少，并且调查结果并不总是一致的。虽然已有研究表明，奖励和工作时间可控性等因素可能会减轻加班对员工的负面影响，但缺乏其对员工的心理健康和生活的具体影响的研究。更好地探究其对员工的影响对于未来制定更有效的干预措施以防止或减少加班的负面影响非常重要。调查研究加班对员工心理健康、生活和组织行为结果的主要影响，并进一步探究奖励和工作时间可控性等可能减轻加班不利影响的因素，以及这些影响的潜在机制，能为提升加班员工的身心健康和组织行为提供一定的实证依据和建议。

由于笔者水平有限，本书中难免有一些疏漏和偏差之处，恳请专家学者和读者批评指正。

著者

2022 年 6 月

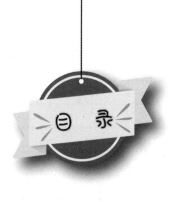

目 录

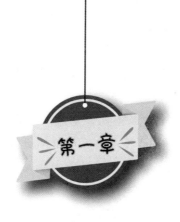

加班及其现状

一、加班的概念

对于有正常工作时间的员工来说，加班通常是指超出雇佣合同中规定的预定工作时间的工作时间（Fortune，2017）。广义的加班是指那些在标准工作计划之外的时间。例如，任何超过标准的每周40小时工作时间的工作都被定义为加班（Costa，2001）。加班一般是指员工对这种工作的补偿。然而，加班是一个多层面且定义不足的概念，对这一概念的研究通常涉及其度量方式，有偿加班或无偿加班、自愿加班或非自愿加班、提前安排的加班和临时的加班。

二、加班时间

以往的研究通常用两种主要方法衡量加班时间。一些研究用每个工作日的平均加班时间来衡量加班时间，即员工通常每天花在加班上的时间（Virtanen et al.，2010；Virtanen，Stansfeld，et al.，2012）。然而，以往的大多数研究是用每周加班的小时数来衡量，即每周平均实际工作小时数减去合同规定的每周工作小时数（Parkes & Prevention，2017；Taris et al.，2011）。

另外，加班时间的报告通常有两种来源，一种是员工的自我报告，另一种是公司的记录。然而，从公司角度衡量加班时间的研究较少，因为，首先，研究者很难从公司的人力资源管理中获得员工的加班信息；其次，来自公司的加班记录可能不完整，因为有些加班是在家里进行的，而不是在工作场所；最后，对于一些工作岗位，可能不记录加班时间，因为长时间工作的补偿是基于员工的业绩或产出，而不是加班时间。因此，在以往的研究中，经常使用员工自我报告的加班时间（Beckers et al.，2008；Park et al.，2001；Shimizu et al.，2004）。加班时间不断增加的趋势，并不总是反映在官方统计的数据中。特别是专业人士和管理人员会无薪加班处理很多工作。已有研究的对象通常是合同中规定了工作时间的全职工作者，测量其每周在工作场所和家里花费的有偿和无偿的自我报告的加班时间，一般不包括通勤时间。为了更好地进行比较研究，需要在将来的研究中对加班的定义保持一致。

三、加班的现状和趋势

在经济全球化的冲击下，企业管理变得越来越困难。为了跟上竞争的步伐，实现利润最大化，企业需要大幅降低人工成本。因此，正常的工作时间不足以完成工作中要求的任务。加班成为一个越来越普遍和敏感的问题。人力资源社会保障部、最高人民法院发布的《关于加强劳动人事争议仲裁与诉讼衔接机制建设的意见》（人社部发〔2017〕70号）明确了工时及加班工资法律适用标准，全力维护劳动关系和谐与社会稳定。《工资支付暂行规定》（劳部发〔1994〕489号）规定，"凡是安排劳动者在法定工作日延长工作时间或安排在休息日工作而又不能补休的，均应支付给劳动者不低于劳动合同规定的劳动者本人小时或日工资标准150％、200％的工资；安排在法定休假日工作的，应支付给劳动者不低于劳动合同规定的劳动者本人小时或日工资标准300％的工资"。

在当前的信息时代和今天的工业化国家，因为在工作场所发生的重大变化，如裁员、新的工作时间安排和激烈的竞争，加班正在成为一种普遍和盛行的现象（Kodz et al.，2003；Sparks et al.，2001），工作变得更加紧张和快节奏。工作时间过长是大多数组织和公司普遍存在的现象，其中包括花在工作上的主要任务和相关任务、通勤的时间，直接或间接地损害员工的健康。在许多情况下，由于大公司大规模裁员且许多类型的工作可以在任何时间、任何地点进行，每周的平均工作时间已经延长。

尽管大多数国家限定了每周最长的工作时间，然而每周法定的工作时间仍然很长，不仅包括每周 5 天、40 小时的强制工作时间，也常常包括法定节假日甚至周末的加班时间（Messenger et al.，2007）。现在人们普遍认识到，加班会增加不良心理健康的风险、工作与家庭的冲突以及与组织行为有关的不良后果。尤其是互联网企业，一直是超时加班的"重灾区"。对外经济贸易大学国家对外开放研究院研究员李长安指出，尽管劳动法对超时加班的时间作出严格限定，但实际上，很多企业没有遵照相关的法律法规执行，不少企业甚至采取各种各样的规避措施，使得加班现象非常突出（敖阳利，2022）。

加班会引起严重的健康问题、工作与生活的冲突，并在处理与工作有关的不良组织行为结果方面产生重大的经济成本，因此，减少加班的不良影响是公众和组织需要优先考虑的问题。随着加班立法和加班补偿制度的完善，对加班时间进行了限制，对加班工资进行了规定。以往的研究已经描述了世界各地加班的流行趋势，然而，关于加班与心理健康、工作与生活冲突以及组织行为结果之间的关系，没有一致的发现。

第二节 加班的文化背景

参考西方和亚洲的文化差异，个人主义和集体主义被概念化为两个相反的文化背景（Hui，1988）。社会科学家声称，个人主义在工业化的西方社会比其他社会更普遍，尤其是在发展中国家的传统社会。

一、个人主义

个人主义源于新教和西方社会的公民解放过程，涉及个人选择、个人自由和自我实现（Inglehart，1997；Sampson，2000）。个人主义的主要思想是：假定个人是相互独立的。在个人主义文化语境中，人们认为自己是独立于集体的；主要是由自己的偏好、需要和权利驱动，并强调与他人交往的利与弊的理性分析。而在集体主义文化背景下，个人通常将自己视为一个或多个集体（家庭，同事，部落，国家）的一部分；主要是由这些集体的规范和责任驱动，并强调他们与这些集体成员的联系（Triandis，1995）。

Hofstede（1980）将个人主义定义为对权利的注重高于义务，关心自己和直系家庭成员，强调个人自主和自我实现，将个人身份建立在个人成就的基础上。Waterman（1984）将标准的个人主义定义为关注个人责任和选择自由，充分发挥自己的潜力，尊重他人的权利。Schwartz（1990）将个人主义社会定义为基本契约，由狭窄的主要群体和协商的社会关系组成，具有专注于实现地位的特定义务和期望。所有这些定义都强调个人目标、个人独特性和个人控制，并将社会边缘化（Bellah et al.，2007；Hsu，1983；Kâitçibaşi，1994；Markus & Kitayama，1991；Triandis，1995）。

个人主义对心理学的影响主要集中在自我概念、幸福感、归因方式和关系等方面。首先，关于自我概念，个人主义认为：①人类努力创造和保持积极的自我意识（Baumeister，1998）；②独特和独特的个人态度和意见被认为是有价值的（Triandis，1995）；③抽象特征是自我定义的核心要素（Kanagawa et al.，2001）。其次，关于幸福感，个人主义意味着自由的情感表达和个人目标的实现是幸福感和生活满意度的重要决定因素（Diener et al.，1995）。再次，在归因方式方面，个人主义意味着一个人主要关注的是判断、推理和因果推理，而不是情境或社会背景（Choi et al.，1999）。最后，关于关系，个人主义认为成本和收益之间的平等是个人通常采用的衡量标准。当他们意识到自己的投入与工作所得之间存在不公平和不平衡现象时，就可能出现离职意向。因此，在个人主义背景下，关系是无常的，缺乏确定性（Bellah et al.，2007）。

二、集体主义

集体主义的核心观点是，个体是具有相互义务的群体成员。在集体主义社会中，共同命运、共同目标和共同价值观集中在一起，人只是社会的一个组成部分。分析个人在群体中的角色和成员之间的关系是至关重要的

（Triandis，1995）。

集体主义对心理学的自我概念、幸福感、归因方式和关系的影响是明显的。首先，就自我概念而言，集体主义认为：①在群体或社会中的角色是帮助理解人的关键因素（Markus & Kitayama，1991）；②有利于集体目标的个人特质受到重视，例如，个人为集体目标的实现做出牺牲，以及为维持和谐的群体间关系做出贡献（Triandis，1995）。其次，关于幸福感，集体主义意味着：①一个人在良好地履行社会角色和避免失败时获得生活满意度（Markus & Kitayama，1991）；②个人情感表达在某种程度上受到限制，以维持群体内的和谐，这被认为是有价值和有意义的。再次，在判断、推理和归因方式方面，集体主义意味着：①个体的感知和推理主要由社会背景、情境和社会角色决定；②意义取决于环境和情境（Morris & Peng，1994）。最后，在关系方面，集体主义建议：①个体应该适应共同和固定的群体目标；②群体内和群体外存在明确且相对不可渗透的界限；③平等（平等分享）而不是公平（基于绩效）才是分配的基础（Morris & Leung，2000；Triandis，1995）。

三、工作情况的差异

个人主义和集体主义的不同影响深深植根于工作环境中。在个人主义背景下，员工的工作动机是基于自己的利益，以及个人利益与雇主利益之间的一致性。在集体主义背景下，雇主希望其员工将自己视为群体的一部分。集体目标比个人利益重要得多，如果个人目标与集体统一的目标不一致，就会期望员工在某些时候放弃自己的需求，去追求共同的目标。

在集体主义文化中，道德一词是劳资关系的核心。员工有保持忠诚的共同义务，这类似于家庭关系，特别是对于长期雇员来说。在个人主义文化中，个人利益是决定雇主与雇员关系的首要因素，它被视为一种商业交易。当员工表现不佳导致被解雇时，是合法和被社会接受的，并接受员工离开现在的公司，到另一个能为其提供更好薪酬的公司。

在与他人的关系方面，在个人主义和集体主义背景下存在显著的差异。对于个人主义者来说，普遍主义是所有人都受到同样对待的准则。然而，在集体主义社会中，同一群体和外群体成员之间的商业关系被区别对待。在个人主义社会中，顾客利用人际关系获得特殊待遇被认为是不公平和不道德的，而在集体主义社会中，朋友或亲密的家人受到优待是可以接受的。在个人主义社会中，组织和任务是需首要考虑的，而不是考虑任何个人关系；相反，在集体主义社会中，建立个人关系是一个关键因素，它是组织和任务的基础（Clark et al.，2003）。

例如，根据 Leung and Bond（1984）的一份报告，集体主义文化中的中国人行为比个人主义文化中的美国人行为更多地依赖环境。该报告基于对中国心理学学生和美国心理学学生的两个实验，第一个实验调查了与组内成员分享奖励的意见，第二个实验调查了与组外成员分享奖励的意见。有两种选择，即公平（基于绩效）和平等（平等分享），并在私人条件和公共条件下进行。在组内成员中，美国人总是选择公平分享奖励，无论是私人还是公共环境，而中国人则选择与群体成员平等分享奖励。对于组外成员，中国人在私人条件下选择公平，在公共条件中选择平等，而环境的变化对美国人的选择没有影响，不管在私人还是公共环境中他们总是选择公平分享奖励。这意味着美国和中国样本在平等或公平对待组内成员的行为方面存在差异，而对于中国样本，对组外成员的行为取决于环境是公共的还是私人的。

然而，组织文化并不完全受纯粹个人主义或集体主义的影响。在集体主义国家，如果雇主不遵守相互的义务，反之，雇员也不会对他们忠诚。随着竞争加剧，对长期合同值工作的重视程度越来越低，这意味着雇主可以因员工表现不佳而终止与员工的工作关系。此外，在个人主义国家，一些组织更加注重培养员工之间的群体关系。

四、中国文化

中国文化是一种特殊的集体主义文化，它主要受儒家思想的影响。儒家思想起源于公元前 500 年左右的中国，由我国哲学家孔子创立，由孟子发展、荀子集其大成，之后延绵不断，为历代儒客推崇。儒家文化的核心理念是"以德为本，以群为重，以和为精"（Mingyan，2012）。儒家文化注重四个方面：资历取向、关系取向、义取向和仁取向。Meyer and Allen（1991）认为刺激物有两种类型，即情感动机（内在动机）和规范动机（外在动机）（Kang et al.，2015）。情感动机是指员工对自己的工作和工作角色的积极情绪状态，规范动机被概念化为员工由于义务意识而对分配的任务进行工作的意愿。资历和关系被概念化为规范取向，而义和仁被认为是情感取向。

儒家文化对亚洲文化有着深远的影响，通过促进情感或规范动机，对工作态度和加班行为的潜在预测因素产生至关重要的影响（Kang et al., 2015）。由于受特定文化背景的深刻影响，中国员工可能会认为集体目标高于他们自己的需求。首先，在资历方面，当雇主或主管要求员工加班时，员工很难拒绝，他们通常会工作更长时间以显示自己的忠诚。为了表示尊敬和忠诚，下属通常比上司下班晚，这是一种传统，这种情况在政府机构中更为常见。其次，在关系取向方面，中国员工不仅可以扮演显性角色，也可以扮演隐性角色（Luo，1997）。在繁重的工作要求下，他们可能会觉得有义务自觉加班以实现团队目标。在这种情况下，一些员工认为这种长时间的工作是对自己生活状态的干扰；相反，一些员工为了追求集体目标的实现而自愿加班，认为他们的额外投入表明了他们对集体的情感承诺，有利于未来的发展。再次，关于正义取向，亚洲员工认为他们应该在工作中奉献自己的生命，努力追求完美，从而激发加班的情感动机。最后，在仁爱方面，员工将自己视为群体的一部分，从而在群体中追求情感上的满足和成就。因此，通过内在激励，他们会为了集体目标而加班。

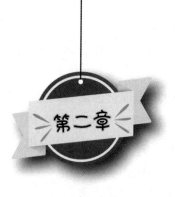

加班的影响

　　加班会对员工的精神、身体和社会等方面产生影响。在一项具有里程碑意义的研究中，世界卫生组织和国际劳工组织估计，2016 年有超过745000 人因每周工作 55 小时或更长时间而死于缺血性心脏病或中风（Pega et al.，2021）。最近的前瞻性研究结论虽然与此不完全一致，但也表明长时间工作可能会对以下方面产生影响：①增加身体健康出现各种不良后果的风险，包括高血压（Dahlgren，Kecklund，& Åkerstedt，2006；Rau & Triemer，2004），心血管疾病（Landsbergis，2004；Park et al.，2001），心肌梗死（Liu & Tanaka，2002），背部损伤（Sparks et al.，1997），健康抱怨（Kawada & Ooya，2005），不健康的体重增加（Caruso et al.，2004）和睡眠障碍等（Miles & Goo，2013；Virtanen et al.，2009）；②心理健康，包括压力（Åkerstedt et al.，2002），疲劳（Beckers et al.，2004），心理困扰以及抑郁和焦虑症状（Beckers et al.，2012；Kleppa et al.，2008；Suwazono et al.，2003），认知功能下降（Siu，2003）和疲劳（Beckers et al.，2004；Dragano et al.，2003；Sasaki et al.，2007；③社会效应，只有更少的时间承担工作之外的责任、参与家庭活动，进而导致工作—家庭冲突和抱怨（Bohle et al.，2004；Tarumi et al.，2003）以及不良行为和习惯，如不规律的饮食、吸烟、酗酒和缺乏锻炼等，进一步导致健康问题（Caruso et al.，2004；Suwazono et al.，2003；Van der Hulst，2003）；④组织行为，造成某种程度的职业损伤，工作满意度降低、离职倾向严重、敬业度下降等（Inoue et al.，2022；Le et al.，2022）。

第一节　加班对身体健康的影响

一、心脑血管疾病

许多研究调查了不同工作时间对心脑血管疾病的影响（Cheng et al.，2014；Fukuoka et al.，2005；Kim et al.，2012；Liu & Tanaka，2002；Lunde et al.，2016；Skogstad et al.，2019）。研究发现，日本工人患心肌梗死的风险与工作时间之间存在 U 型关系（Sokejima & Kagamimori，1998）。每天工作少于 7 小时或超过 11 小时的人比每天工作 7～11 小时的人患心肌梗死的风险更高。研究还发现，在欧洲、日本、韩国和中国，每周工作超过 50 小时的工人患脑心血管疾病、心肌梗死和冠心病的风险增加。然而，也有一些发现与这些结果不同，每周工作超过 50 小时会降低缺血性心脏病和心肌梗死的风险（Sokejima & Kagamimori，1998）。Kang et al.（2012）进行的元分析显示，长时间工作对心血管疾病影响的比率为 1.37。Virtanen，Heikkilä，et al.（2012）进行的另一项元分析报告了长时间工作对冠心病的影响，相对风险为 1.39。在 Kivimäki et al.（2015）进行的元分析中，长时间工作对冠心病和中风影响的风险比分别为 1.13 和 1.33。关于工作时间对心脑血管疾病的影响尚无完全一致的结果。

二、高血压

已有研究调查了患高血压的概率与工作时间长短的关系（Artazcoz et al.，2009a；Nakanishi，Yoshida，et al.，2001；Pimenta et al.，2009；Yang et al.，2006）。每周工作超过 61 小时会增加收缩压升高的风险。相反，一些研究表明，每天工作 8 小时以上、每周工作 60 小时以上的人患高血压的风险较低（Nakanishi，Yoshida，et al.，2001）。此外，Tarumi et al.（2003）证明循环系统疾病、高血压和长时间工作之间没有联系。关于长时间工作对高血压风险的影响没有一致的结果。

三、糖尿病

糖尿病是一种与长时间工作有关的疾病。其与日常饮食和工作时间过长有关，工作时间过长可能会导致员工饮食习惯发生改变（Kawakami et al.，1999）。然而，一些研究表明糖尿病与工作时间呈负相关（Nakanishi，Nishina，et al.，2001）。然而，加班和糖尿病之间的关系并不是很直接。

许多调查还强调了报告长时间工作的员工所经受的压力。工作时间和健康状况不佳之间的关系是由压力导致的，因为长时间的工作直接成为一种压力源，增加了一个人在面对越来越多的疲劳时试图保持工作表现水平的要求，间接地通过增加员工暴露在其他工作压力来源中的时间。长期以来，高度的压力一直被认为是某些健康问题发展的一个促成因素，比如冠心病、肌肉骨骼问题，以及与胃肠道疾病相关的症状。

四、睡眠障碍

已有研究表明长时间工作会导致睡眠剥夺，从而导致疲劳（Afonso et al.，2017；Dahlgren，Kecklund，Åkerstedt，et al.，2006）。正常的睡眠时间为每晚 7～8 小时，可降低急性心肌梗死、脑心血管疾病、糖尿病和高血压的风险，并减少工伤和失误（Altevogt & Colten，2006；Gustavsson et al.，2021；Hoevenaar-Blom et al.，2014）。此外，长时间工作对睡眠质量有显著的不利影响（Afonso et al.，2017；Nakashima et al.，2011）。一些研究发现，睡眠剥夺与心血管疾病和高血压直接相关（Nakashima et al.，2011；Yang et al.，2006）。因此，员工的睡眠时间短和质量低可能导致疲惫和各种疾病。

Artazcoz et al.（2009b）研究表明，当每周工作 51～60 小时时，女性比男性睡眠时间更短。在长时间工作的情况下，女性员工的问题比男性员工更严重。相反，Ohtsu et al.（2013）的研究结果与 Artazcoz 的研究结果相矛盾，即每天工作 9～11 小时，男性比女性更容易出现睡眠时间短的问题。一些研究人员认为，女性员工比男性做更多的无偿工作，如家务，这减少了女性员工的睡眠时间（Bianchi，2000；Sayer，2005）。长工作时间对短睡眠时间的性别差异的影响有待进一步研究。

研究设计的统计显著性影响表明，在长时间工作对职业健康的影响方面，病例对照研究方法比横断面研究方法更有说服力。这一结果可能与研究方法在参与者选择方面的特点有关。对于病例对照研究，应选择若干患有某种疾病或情况的参与者作为病例组，选择若干未患该疾病或情况的参与者作为对照组。采用病例对照研究设计，可以及时识别相关的危险因素和疾病，并且能比横断面研究更有力地建立因果关系。横断面研究参与者和非参与者之间存在偏差，可能导致抽样不具有代表性。因此，病例对照研究设计比横断面研究设计在较长工作时间与职业健康之间产生了更强的关联。前瞻性队列研究的不显著影响可能是由于选择参与者的方法偏差相对较低（Sedgwick，2014）。

第二节 加班对心理健康的影响

一、压力

多数研究表明，长时间工作会导致心理压力和工作压力（Hsu & health，2019；Kim et al.，2020；Lee et al.，2017）。每天工作 10 小时或更长时间，每周工作 60 小时或更长时间，每月加班 40 小时或更多，往往会产生压力感。Lee 等人发现，每周工作超过 45 小时可以降低心理压力的风险。长时间工作与工作压力之间的关系需要更多的调查研究。员工经历的高度压力可能会对公司产生负面影响。压力过大会导致员工无法正常工作，这反过来又会对其生产力产生不利影响，并影响公司的绩效。

二、抑郁和焦虑

加班会引起员工的抑郁和焦虑情绪，尤其是强制的或临时的加班会增加员工的焦虑。研究发现，抑郁和焦虑与长时间工作之间存在关联（Amagasa et al.，2013；Kim et al.，2016）。Afonso et al.（2017）发现，每周工作 48 小时会增加抑郁的情绪，Virtanen et al.（2011）的研究同样表明，每周工作 55 小时会增加患抑郁症的风险。Ogawa et al.（2018）最近的一项研究调查了长时间工作对日本居民抑郁症症状的影响，发现与每周工作少于 60 小时的居民相比，每周工作 80～99.9 小时和每周工作超过 99.9 小时的居民患抑郁症的风险分别为 2.83 和 6.96 倍。此外，据报道，在相同小时数下工作时，女性员工患抑郁症的风险高于男性员工（Shields，1999）。

尽管有研究表明轮班工作和增加的精神发病率之间有关系，尤其是经常工作超过 48 小时的轮班员工，但对常规加班工作和心理健康状况的关系缺乏重点研究。一些研究已经讨论了在一系列其他潜在压力源的背景下，加班时间对心理健康的影响。在这些研究中，以各种方式定义和衡量心理健康，从精神状态的具体测量到非特异性症状或适应不良行为的发生率。在一项早期的研究中，Schmitt et al.（1980）人收集了来自八个美国公司的 800 多名受试者不明原因的身体症状的数据，这些公司员工爆发了大规模心因性疾病。研究发现加班小时数和报告的症状数之间显著相关。然而，工作时长只是研究发现的一系列变量之一，其中许多变量与报告的症状有类似的关系。毫无疑问，问题的根源是多方面的。

第三节　加班对生活和组织行为的影响

一、工作—家庭冲突

工作时间长与工作—家庭不平衡有关（Grzywacz & Marks，2000；Hämmig & Bauer，2009）。根据 Geurts et al.（2009）的研究，每 10 名员工中就有 4 人面临工作需求和非工作需求的平衡问题。由 Parent-Thirion et al.（2007）进行的一项调查，涉及欧洲员工的代表性样本，表明工作时间是影响工作和家庭平衡的主要决定因素之一。此外，定期的长时间工作和加班与工作—家庭冲突的加剧有关，这不仅对员工本身产生一定的影响，也对其伴侣的健康和幸福产生不利影响（Geurts et al.，2009；Geurts & Demerouti，2003）。同样，由 Jansen et al.（2004）进行的一项纵向队列研究显示，长工作时间、加班时间和通勤时间与工作—家庭冲突呈正相关。

长时间的工作导致家庭责任的时间不足，包括照顾孩子和父母、做家务、与伴侣沟通，以及生活休闲的减少（Bohle et al.，2004）。可用于与家人和朋友见面，甚至做饭的时间都大大减少了。无论是在家里还是在工作中，人们的思想似乎都被这些感知到的期望支配着。角色冲突理论推测工作和家庭是不相容的，因为它们有不同的规范和要求（Greenhaus & Beutell，1985）。国家职业安全和健康研究所（NIOSH）报告说，工作对家庭的干扰是工作场所的十大问题之一（Kelloway et al.，1999）。偶尔加班几小时可能是必要的，关键是要使工作和个人时间之间保持平衡，确保健康的个人和职业生活。

Greenhaus and Beutell（1985）确定了三种形式的工作—家庭冲突，即基于时间的工作—家庭冲突、基于紧张的工作—家庭冲突和基于行为的工作—家庭冲突。随后，Gutek et al.（1991）提出这三种形式的工作—家庭冲突都有两个方向：工作干扰与家庭冲突和家庭干扰与工作冲突。根据之前的发现，有趣的是，工作对家庭的干扰大于家庭对工作的干扰（Eby et al.，2005）。本书的研究重点是加班对员工家庭的影响，因为最近的研究表明，工作家庭充实与工作相关的结果（如工作满意度、离职意愿）有更强的相关性（e.g. Gutek et al.，1991；McNall et al.，2010；Wayne et al.，2004；Wayne et al.，2006）。

二、组织行为

工作时间过长会增加职业伤害的风险。有关长时间工作对职业伤害影响的研究表明，加班工作会增加职业伤害的风险（Lowery et al.，1998；Simpson et al.，2000）。Dembe et al.（2005）研究发现，每天工作 12 小时或更长时间、每周工作 60 小时或更长时间会增加职业伤害的风险。Grosch et al.（2006）报告说，与每周工作 41～69 小时的人相比，每周工作超过 70 小时的员工，职业伤害风险增加。工作时间过长会造成安全风险。例如，长时间工作与机动车事故（Barger et al.，2005）和医疗事故（Landrigan et al.，2004）有关。工作时间管理不善还可能带来巨大的人力和经济负担，包括生产力损失、工伤、医疗保健成本以及更高的员工流动率（Kerin & Carbone，2003）。

　　长时间工作不仅会导致个人健康状况不佳，还会导致不利的组织结果，如倦怠（Van Der Hulst & Geurts，2001）、离职意愿增加、旷工（Michie & Williams，2003），组织承诺降低、工作绩效低下（Adler et al.，2006）和工作满意度降低（Brauchli et al.，2014）。长时间加班后的精神障碍会导致相当大的工作障碍和较多的缺勤天数，这被认为是有害因素（Demyttenaere et al.，2004；Eaton et al.，2008）。高离职意愿是加班导致的组织行为结果之一，它导致了组织成本的增加，如宝贵人力资源的损失、正在进行的活动的中断以及频繁的招聘和培训（Sousa-Poza & Henneberger，2004）。此外，Otterbach et al.（2016）发现，工作满意度低显然与员工不情愿的长时间工作有关。

　　然而，之前的研究倾向于调查工作时间的整体衡量标准，如工作总时间，包括合同规定的工作时间、加班时间和通勤时间，而较少关注具体的和潜在的不同维度的工作时间的影响（Beckers et al.，2007）。本书中的研究侧重专门用于工作的加班时间。与正常工作时间相比，加班工作似乎对员工的健康和工作与家庭的平衡产生了更严重的影响。这可能是因为员工能够提前安排合同中规定的工作时间，并在此期间排除家庭和个人事务的干扰。然而，加班时间占用了原本为家庭或其他目的预留的额外的个人时间。很多加班工作往往是突然的、计划外的，这会导致更多的压力和疲劳（Geurts et al.，2009）。

　　前人的研究结果并不总是一致的，Van Der Hulst and Geurts（2001）未能发现心身健康问题与适度加班之间存在显著关联。类似的，先前由Sparks et al.（1997）进行的一项元分析研究表明，工作时间与身心健康问题之间存在正相关但相关性较低。Otterbach et al.（2016）认为工作时间是否是员工的偏好对员工幸福感的影响要比工作时间更大。因此，到目前为止，关于加班与身体健康的负面关系，如高血压和心血管疾病，有一个相对统一的结果，而加班与心理健康之间的关系似乎不是简单和直接的，它似乎依赖于工作的社会心理特征，如工作要求、工作多样性、工作控制和社会支持（Beckers et al.，2008）。

　　此外，关于加班和上述变量之间的关系，越来越多的研究不仅关注长时间工作对员工和组织的影响，并试图探索可能的调节因素，以减少加班对员工的心理健康、工作—家庭冲突，以及组织行为等方面的不利影响，例如工作特征和工作控制（Adams，1965；Ala-Mursula et al.，2006；Bakker et al.，2000；Beckers et al.，2008；Beckers et al.，2004；Brauchli et al.，2014；Calnan et al.，2000；Geurts et al.，2009；Hino et al.，2015；Hughes & Parkes，2007；Jansen et al.，2004；Kandolin et al.，2001；Kompier，2006；Nijp et al.，2012；Scandura & Lankau，1997；Takahashi et al.，2011；Tucker et al.，2015；Tucker & Rutherford，2005；Valcour，2007；Van Der Hulst & Geurts，2001；Van der Hulst et al.，2006）。

减少加班影响的有效策略

　　减少和避免不必要的加班是很重要的。要减少加班，就必须找出加班的原因，并制订相应的措施。例如，加班很显然的一个原因是工作太多。主管或经理应与员工共同分析并找出导致加班的任务，并重新分配任务或增加资源。此外，太多的会议导致固定的工作时间不足以完成既定的工作。经理应该仔细审查所有会议，以确保其必要性，并让必要的员工参加（Levenson，2017）。如果加班是不可避免的，就需要探索有效的策略来减少加班的负面影响。以往研究发现，首先，提高时间自主性可以降低员工对加班的厌恶情绪，改善员工在工作时间之间的恢复状况，缓解员工的压力和疲劳，增强员工的工作—生活平衡（Beckers et al.，2008；Kelly et al.，2011）。

　　先前的研究不仅调查了加班对员工和组织行为的影响，也探索了与加班相关的调节因素。加班的影响不仅取决于加班时间，还取决于心理社会因素，如自愿或非自愿加班、加班补偿、工作条件和社会支持等。进一步了解调节因素在加班与心理健康、工作—家庭冲突和组织行为关系中的作用，对于未来制订更有效、更有针对性的干预措施，减少加班对员工的不利影响至关重要。

　　从工作动机（e.g. Kompier，2003）和工作时间（e.g. Härmä，2006）的研究文献来看，两个主要的社会心理特征可能调节加班—心理健康、加班—工作家庭冲突以及加班—组织行为之间的关系，即奖励和控制工作时间（工作时间可控性）。

第一节 奖励

一、调节效应

提高薪酬可以激发员工的积极性，减轻员工的抱怨，提高员工的满意度，从而调节加班对员工的不利影响（Beckers et al.，2008；Park et al.，2016）。付出—回报失衡（Effort-Reward Imbalance Model）模型基于付出的努力和获得的回报的互惠概念，提出奖励可以促进员工的积极情绪。然而，高付出和低回报则被视为不平衡，可能会导致敌对情绪、压力、疲惫和投入减少（Niedhammer et al.，2004）。奖励被认为在加班与健康、工作—家庭冲突和组织行为结果之间发挥了调节作用（Beckers et al.，2008）。

奖励与员工健康呈正相关。Van Vegchel et al.（2001）报告说，那些在心理、身体和情感上投入了大量努力但得到的回报较低的员工，出现身心健康问题、身体健康症状和工作不满的风险较高。Niedhammer et al.（2004）通过1年的追踪研究结果强调了努力和奖励之间的不平衡对自我报告健康状况有预测作用。Siegrist et al.（2004）发现，高投入和低回报之间的非互惠性或不平衡会导致慢性工作压力。

组织奖励与组织行为的结果呈正相关。Mottaz（1985）强调了奖励作为工作满意度决定因素的重要性。Oliver（1990）报告了工作奖励和员工对组织的承诺之间有显著关系。组织奖励和良好的工作条件对员工（如工作满意度、积极的情绪）和组织（如情感承诺、良好的绩效、离职倾向减少）都是有益的（Rhoades & Eisenberger，2002）。Janssen（2001）指出，获得努力—报酬公平的员工比那些感知到不公平的员工更满意，表现得更好。此外，一项调查工作满意度的国际差异的研究，涉及从1989年到2005年的六个国家（西德、英国、美国、匈牙利、挪威和以色列）的纵向数据，表明内在报酬为受访者工作满意度的最大差异提供解释（Westover & Taylor，2010）。

二、理论基础

根据 Janssen（2000）的研究，基于个人—环境匹配理论（Person-Environment Fit Theory）和社会交换理论（Social Exchange Theory），工作要求和组织行为之间的关系会受到员工对所付出的努力和获得的奖励之间的公平性的看法的调节。付出—回报失衡模型（Effort-Reward Imbalance Model）强调了加班奖励的重要性（Siegrist，1996，1998）。该理论强调工作中的努力和回报之间是相互关联的。员工期望他们付出的努力能得到公平的回报或补偿。加班的报酬和奖励影响员工在工作中投入努力的意愿。

该模型的中心思想是（高）努力和（低）奖励之间的不平衡会导致持续的压力反应。其机制是这种不平衡会刺激强烈的负面情绪，进而产生两个压力轴，即交感—肾上腺髓质系统和垂体—肾上腺—皮质系统。从长远来看，由于自主神经系统的持续激活，身体（如心血管）和精神（如抑郁）问题将会发生（Van Vegchel et al.，2005）。该模型极大地有助于解释加班情况，在这种情况下，额外的工作投入可能得到也可能得不到公平的回报或补偿。

首先，付出—回报失衡模型假设高付出和低回报之间的不平衡会增加健康和幸福感不佳的风险。例如，一项对涉及付出—回报失衡模型的 45 项研究的综述指出，大多数与心血管疾病相关的研究都一致支持付出—回报失衡假说（Van Vegchel et al.，2002）。付出—回报失衡与急性心肌梗死（Appels et al.，1997）、情绪衰竭、愤世嫉俗情绪（Van Der Hulst & Geurts，2001）和倦怠（Bakker et al.，2000）有关。Gaillard and Wientjes（1994）认为付出—回报失衡模型可以预测心理健康，因为付出—回报失衡会引起与幸福感受损相关的强烈负面情绪。

其次，相关研究表明，高付出低回报与工作—家庭干扰风险升高有关，如生活质量降低（de Jonge et al.，2000；Peter et al.，1998；Siegrist，1996；Van Der Hulst & Geurts，2001）。高付出低回报的员工不仅缺少和家人朋友在一起的时间，也没有时间花在自己的业余爱好和其他事情上，并且自身的经济条件也不允许。

最后，付出—回报失衡与较低的组织行为结果呈相关关系，包括工作满意度、工作动机、去人情化和离职倾向（Bakker et al.，2000；Calnan et al.，2000；Derycke et al.，2010；Van der Doef & Maes，1999）。此外，付出—回报失衡也和某些问题行为有关，如病假、吸烟和饮酒量增加等（Peter et al.，1998；Puls et al.，1998）。根据投资模型，较差的组织行为结果，包括工作满意度、工作承诺和离职意愿，是高工作成本与低工作回报结合的结果（Rusbult & Farrell，1983）。

三、现研究

本书调查研究了三个方面的组织行为，即工作满意度、离职倾向和工作投入。Locke（1969）将工作满意度定义为"一种愉悦的情绪状态，这种状态源于对一个人的工作的评价，以实现或促进一个人的工作价值"。工作满意度可能既有内在的——来自内部中介的奖励，如工作特征、个人成长和成就的机会，也有外在的——来自外部中介的奖励，如对薪酬、公司政策和支持、监督、同事、工作机会和客户的满意度（Walker Jr et al.，1977）。

Farrell and Rusbult（1981）指出，工作满意度和离职倾向可以通过工作成本和奖励价值来预测。Derycke et al.（2010）发现工作中的付出—回报失衡是卫生保健工作者离职倾向的重要预测指标。当遇到高付出—回报失衡情况时，员工会在认知和行为上潜在地寻求贡献更少的努力或最大化奖励（Van Vegchel et al.，2005）。这可以被视为一种涉及自我调节过程的稳态调节环节，以应对工作压力导致的心理失衡情况（Pomaki & Maes，2002；Vancouver，2000）。产生离职意向可被视为员工管理付出—回报失衡状态的一种方式。此外，增加退出行为与减少承诺和参与是应对持续不平衡的方法（Godin & Kittel，2004）。Maslach and Leiter（2008）指出，投入和产出之间的不协调可以被看作是不公平的，会导致倦怠；相反，一致性会激励员工积极完成工作。

因此，基于付出—回报失衡理论，我们假设加班与不良的心理健康、工作—生活冲突和不良的组织行为结果相关，尤其是在员工的额外努力没有或很少得到补偿的情况下。然而，研究结果并不总是一致的。Hino et al.（2015）未能发现，与低奖励员工相比，外在奖励对高奖励员工的加班时间与心理困扰关系间的缓冲作用。对这一结果的解释是，外在奖励包含了更广泛的方面，例如晋升机会和尊重，这可能不像工作时间控制那样与加班后恢复过程必然相关。

最近，工作后的恢复情况受到了更多的关注，它被认为是保持健康和工作—生活平衡的必要条件。根据付出—恢复模型（Meijman et al.，1998），工作时间延长可能导致不完全恢复，这可以通过两种途径来解释：①基于时间的不完全恢复，员工休息、享受家庭活动、个人爱好和锻炼等的时间可能会减少；②基于压力的不完全恢复，在长时间的工作中会产生紧张的延伸，恢复的质量可能会降低。员工可能会感到太累，以至于无法兼顾处理或参与家庭事务。不完全恢复的长期积累可能进一步导致健康问题增加（Geurts & Sonnentag，2006）。

一、调节效应

除了付出—回报失衡，另一个重要的社会心理特征——工作时间可控性，也可能在加班与心理健康、工作—家庭冲突和组织行为结果之间的关系中起到调节作用。在过去几十年里，与工作相关的灵活性在组织实践中受到了更多关注（Kompier，2006）。工作控制是指员工可以在多大程度上决定如何、何时以及在何处进行工作。工作控制被认为是减少加班工作对员工健康和工作生活干扰的有害影响的关键因素，可以优化组织行为结果（Brauchli et al.，2014）。

"时间灵活性"已经成为一种流行的灵活性类型，例如，工作时间可控性。关于工作时间弹性，文献中区分了两种类型，即以公司为基础的弹性和以员工为导向的弹性（Åkerstedt & Kecklund，2005；Ala-Mursula，2006；Costa et al.，2004；Härmä，2006；Joyce et al.，2010）。前者指的是雇主根据客户或生产需要延长、修改或减少工作时间的需要（Härmä，2006），例如，轮班工作和强制加班。以员工为导向的工作时间灵活性是指关于工作时间自主权的决策自由度，以调整工作时间表来满足员工需求（Knauth，1998）。

作为一种特定类型的工作控制，工作时间可控性被定义为员工对工作的持续时间、职位和分配进行控制的可能性（Härmä，2006）。整体工作时间可控性是指对工作时间灵活性和计划的控制。此外，还有多维的工作时间可控性形式，包括：①控制弹性工作时间：工作日的开始和结束时间；②工作周中工作日的分配；③休息控制：在工作中的什么时候休息；④请假控制：何时休息或请一天假；⑤加班控制：是否以及什么时候加班（Nijp et al.，2012）。

工作时间可控性已被证明可以减少高工作要求带来的一些不利影响。它缓冲了长时间工作对身体和精神症状不佳的发生频率（Takahashi et al.，2011；Tucker & Rutherford，2005），工作—家庭冲突（Geurts et al.，2009；Hughes & Parkes，2007），病假（Ala-Mursula et al.，2006），工作满意度（Beckers et al.，2008）的影响。Nijp et al.（2012）的系统性综述也强调了工作时间可控性对员工的重要性，被认为是健康问题（如过度疲劳和睡眠）、工作—生活平衡和组织行为结果（如工作满意度、态度和离职率）的预测指标。低工作时间决策自由度与身体疾病和健康问题、压力、倦怠症状、工作—生活不平衡和不满有关（Fenwick & Tausig，2001）。

首先，工作时间可控性有利于心理健康。Hino et al.（2015）认为，与短时间加班相比，长时间加班的心理压力显著增加，但仅发生在低工作控制的情况下，在高工作控制的员工中，加班时间与心理压力之间没有显著的关系。与低中等水平相比，在对日常工作时间的高控制下，抑郁症状显著减轻（Yu & Leka，2022）。Ołnierczyk-Zreda et al.（2012）发现，工作时间长但工作时间控制程度高的员工报告的心理健康问题（如身体不适和焦虑）明显低于工作时间控制程度低的员工。

然而，在决定工作时间的持续时间和安排方面缺乏自主权可能会增加员工睡眠障碍的风险（Salo et al.，2014；Takahashi et al.，2011；Tucker et al.，2015）。较低的工作时间控制与较大的压力显著相关（Tucker et al.，2015）。通过一系列纵向队列研究，Ala-Mursula及同事发现，工作时间可控性的缺乏会增加健康问题的风险，而高度的工作时间自主性降低了加班工作对病假的不利影响（Ala-Mursula et al.，2006）。

其次，增加工作时间可控性有助于改善工作与生活的平衡。增加员工的时间表控制对工作—家庭平衡有积极的影响（Ala-Mursula，2006；Anderson et al.，2002；Hammer et al.，1997；Kelly et al.，2011；Kossek et al.，2006）。同样，Lingard et al.（2012）报告说，工作时间可控性与工作—家庭充实呈正相关。Albertsen et al.（2014）进行的一项干预研究表明，自我工作时间安排的实施促进了员工工作与生活的平衡。Lee et al.（2002）声称，提倡弹性工作时间旨在促进员工工作与生活的平衡。员工享受拥有工作时间自主权的好处，以满足他们的工作和个人生活的要求。因此，希望吸引和留住优秀员工的组织可以在支持性的工作环境中提供具体的政策，使员工能够平衡工作和家庭（Grzywacz & Butler，2005）。

最后，以往研究表明，工作时间可控性与组织行为的结果呈正相关关系。工作时间弹性的增加与生产力和工作满意度呈正相关关系，与离职倾向呈负相关（Allen，2001；Baltes et al.，1999）。类似的，Batt and Valcour（2003）发现弹性时间表可以预测组织中更低的离职意愿。工作时间自主性与工作满意度和组织承诺呈正相关（Chen et al.，2010）。灵活的工作时间设计不仅有利于员工的个人发展和学习机会，还可以积极提高公司的效益，如减少旷工（Ala-Mursula，2006；Ala-Mursula et al.，2002；Ala-Mursula et al.，2005），也能提高工作质量（Kauffeld et al.，2004）。

二、理论基础

工作时间可控性（Worktime Control）是指员工对他/她掌握工作的持续时间、位置和分配的可能性的感知（Härmä，2006）。对加强工作时间控制的假定优势的理论支持源于几种动机和职业健康理论。工作时间可控性被认为可以促进工作中和工作后的内部和外部恢复过程，员工可以根据自己的情况调整自己的努力程度和休息时间，以满足恢复的需要（Meijman et al.，1998）。自我决定理论、工作特征模型和工作需求—控制模型也表明，工作时间可控性是一般控制的一个子维度，可以促进员工的动机、绩效和健康，降低心理压力、病假和离职意愿（Beckers et al.，2012）。

从理论角度看，多种机制可以帮助解释工作时间可控性对加班与健康和幸福、工作—家庭冲突和绩效指标关系的缓冲作用：时间调节机制（a time-regulation mechanism）、恢复调节机制（a recovery-regulation mechanism)、人与环境匹配理论（the person-environment fit theory）和社会交换理论（the social exchange theory）。

首先，在时间管理方面，鉴于加班对心理健康有不利影响，那些经常加班的人往往会根据决定如何和何时安排加班工作来匹配他们的个人情况和自己的生活需求，并最大化地从加班中恢复。例如，员工可以提前下班去学校参加孩子的家长会，或者在工作日稍作休息，带父母或孩子去看医生等。此外，强制性加班可能会限制员工有效调整其首选工作时间的能力（例如，开始和结束的时间）。拥有灵活工作时间可控性的员工可能更能够调整工作—生活平衡和工作—睡眠周期（Tucker et al.，2015）。Baltes et al.（1999）声称，高弹性工作时间对减少加班有显著的积极作用。

其次，恢复调节模型有助于解释工作时间可控性的缺乏与加班后没有适当休息的疲劳有关。恢复期是指在承受高强度的工作量和精力投入后，心理生物系统稳定一段时间的过程。Baltes et al.（1999）进行了一项特别有用的研究，深入了解了这种生理机制，描述了长期工作对健康和幸福的影响。这项研究发现，在高工作负荷的情况下休息时，肾上腺素升高，心率加快，容易感到疲劳和烦躁。研究还发现，经过9周加班，生理系统需要5周的恢复期才能恢复到正常值。此外，如果工作任务能够激发员工的积极情感和内在激励，员工更愿意投入更多努力去加班。然而，如果员工没有被工作任务所激发，是被迫加班，就会产生厌恶情绪，这时就需要付出补偿性努力来应对工作需求，因此就必须有更多的恢复时间（Van Der Hulst & Geurts，2001）。

根据恢复调节模型，加班的不良后果取决于工作期间（内部恢复）和下班后（外部恢复）的恢复可能性，这与工作期间的休息控制和工作之外的休息控制有关。工作时间可控性可以被认为是阻止员工过度工作和保持适当的努力恢复平衡的重要因素，它可能具有特别重要的恢复价值。例如，高弹性工作时间可以让员工在过度疲劳之前决定工作的结束时间；当员工疲惫时可以在假期控制范围内休一天假。工作时间控制度过低或没有工作时间控制，会使员工无法根据当前情况调整工作时间和休息时间，从而导致疲劳的积累。具体来说，高休息控制有利于内部恢复，而休息时间控制有助于改善外部恢复。例如，Tucker and Rutherford（2005）发现，缺乏工作时间可控性的医生在长时间工作后比那些有工作时间可控性的医生更容易疲劳。

再次，人与环境匹配理论可以用来更好地说明时间表的灵活性与员工健康之间的关系，特别是强调将工作要求建立在员工的能力和可用资源的基础上（Edwards，1996）。时间表的灵活性使员工拥有平衡工作和家庭领域角色需求的基本资源（Voydanoff，2005）。适当管理生活中不同的角色需求，减轻工作—家庭冲突的压力，从而有利于形成积极的心理和更好的表现。

最后，社会交换理论为理解工作时间可控性对工作满意度和离职意愿的积极影响提供了一个有用的视角。根据社会交换理论，当一方感受到良好的对待时，会觉得有责任回报（Rhoades & Eisenberger，2002）。这就解释了当员工意识到他们从组织中获得多元化自愿以促进工作与家庭平衡时，互惠规范迫使他们以积极的行为和态度进行回报，例如，敬业度以及对工作和组织的积极情感（Aryee et al.，2005；Wayne et al.，2006）。

三、研究现状

尽管如此，目前有限的研究结果并不一致。Nijp et al.（2012）对工作时间可控性与健康/心理健康、工作—非工作平衡以及与组织行为结果之间的关系进行了系统性综述。就横断面研究而言，首先，显示了整体工作时间可控性与健康/心理健康之间呈正相关的证据并不一致；其次，它为整体工作时间可控性与工作—非工作平衡之间的正相关关系提供了有力的证据；最后，它为整体工作时间可控性与组织行为结果（如工作满意度）之间存在正相关关系提供了较强的证据。尽管之前的研究已经证明了工作时间可控性与更好的心理健康之间有积极关系，但工作时间可控性是否对心理健康产生显著的积极影响的证据仍然有限，如对压力和倦怠的影响（Tucker et al.，2015）。

此外，值得注意的是，在以往的研究中，对工作时间可控性的定义和测量方法是不同的。一些研究集中于工作时间可控性的整体影响，即对工作时间和非工作时间（如休息时间）的平均控制（Ala-Mursula et al.，2002；Ala-Mursula et al.，2004；Butler et al.，2009；Grzywacz et al.，2007；Hughes & Parkes，2007；Valcour，2007）。一些研究分别评估了这两种时间可控性（Ala-Mursula et al.，2005；Geurts et al.，2009）。其他研究只探索了工作时间控制（Ala-Mursula，2006；Sandmark，2007）。以往很少有研究调查工作时间可控性的各个维度与健康/心理健康、工作—家庭冲突以及组织行为结果之间的关系。关于工作时间可控性的子维度：弹性工作时间、休息控制、休息时间控制（对休息日或假期的控制）、以及加班控制的证据较少。工作时间可控性测量的模糊性削弱了清晰解释工作时间可控性和结果变量之间关系的能力，这进一步降低了将研究结果应用于倡导和实践的可能性。

1. 弹性工作时间（flextime）

根据 Nijp 等人（2012）进行的系统综述，就弹性工作时间而言，首先，三分之二的横断面研究发现其与健康/心理健康呈正相关，例如，Takahashi et al.（2011）和 Grzywacz et al.（2008）。然而，Lapierre and Allen（2006）没有发现有无弹性工作时间的员工在情感幸福感上存在差异。其次，八项研究中有三项，即 Carlson et al.（2010），Hornung et al.（2008）和 Schieman and Young（2010）报告了弹性工作时间与工作—非工作平衡的显著正相关，而其他五项研究没有报告显著的相关性。最后，在四项研究中，有两项发现弹性工作时间与组织行为结果、工作满意度和组织承诺之间存在正相关关系（Mennino et al.，2005；Scandura & Lankau，1997），而 Carlson et al.（2010）报告了综合的结果（与工作满意度呈正相关，与自我报告的工作绩效无关联），Hornung et al.（2008）则报告均没有关联。

2. 休息控制（break control）

关于休息控制，尽管有两项研究（Bergqvist et al.，1995；Hanse & Winkel，2008）调查了它与健康/幸福感的关系，但只有后者报告了在休息控制条件下更高的总体幸福感。几乎没有研究调查它与工作—家庭冲突的关系。在组织行为结果方面，休息控制的具体效果只能在 Hanse and Winkel（2008）对工作满意度的研究中发现。

3. 休息时间控制（leave control）

休息时间控制包括安排假期、带薪休息时间以及无薪休息时间。对于工作时间可控性这一维度而言，以往的证据尤其缺乏。关于健康/幸福感，两个横断面研究的结果不一致：一个研究（Takahashi et al.，2011）表明休息时间控制与健康以及情感幸福感之间存在正相关关系，而另一个研究

（Eriksen & Kecklund，2007）报告休息时间控制与情感幸福感和总体健康没有关联。只有两项横断面研究发现休息时间控制和工作—非工作平衡之间存在正相关关系（Geurts et al.，2009；Jansen et al.，2004）。暂时没有研究发现休息时间控制和组织行为结果之间有联系。

4. 加班控制（overtime control）

加班控制是工作时间可控性的一个特定维度，是指员工是否有权决定是否加班。自愿和非自愿（强制）是加班控制的两极，分别表示对加班控制程度的高低（Beckers et al.，2008）。Golden and Wiens-Tuers（2005）指出，强制加班发生在员工被雇主或主管强迫加班的情况下，如果员工拒绝加班，他们将受到显性或隐性的惩罚。尽管员工有时会自愿加班，但被迫加班的时间远比他们希望的要多。此外，应该关注的是，强制性加班是能够提前安排，员工能够进行计划，还是临时安排，员工难以提前规划，后者会造成更多的压力和疲劳。

以往的研究表明自愿或强制加班可能会对员工造成不同的结果（Beckers et al.，2004；Kompier，2006；Spurgeon et al.，1997；White & Beswick，2003）。Van Der Hulst and Geurts（2001）认为，当员工不愿意投入更多的努力时，他们通常会感到疲劳。强制性（低加班控制、非自愿）加班增加了员工的工作—家庭干扰程度，降低了工作满意度（Berg et al.，2003；Golden & Wiens-Tuers，2005）。此外，强制加班可能会降低加班费所激发的快乐（Golden & Wiens-Tuers，2006）。Tucker and Rutherford（2005）发现，心理健康损害只发生在工作压力大，如加班控制程度较低，并且获得较少社会支持的员工中。此外，各维度工作时间可控性的缺乏，可能会加剧其影响。例如，如果员工缺乏对工作时间的控制并且被迫加班，会面临更高的疲劳和压力风险（Berg et al.，2003；Bliese & Halverson，1996）。

总体而言，先前的研究结果有限且不一致。只有两项研究关注加班控制与心理健康之间的关系；Beckers et al.（2008）的研究发现，加班控制与低疲劳之间呈正相关，而 Tucker and Rutherford（2005）的研究仅发现加班控制与一般健康呈正相关，与情感幸福感或疲劳没有关系。Skinner and Pocock（2008）发现工作时间控制对工作—生活冲突有较小的影响。尚未发现研究专门调查加班控制与工作—家庭冲突。只有同一项研究，Beckers et al.（2008）发现加班控制与组织行为结果的一个因素——工作满意度之间存在正相关关系。此外，除了横断面研究，纵向和干预研究的证据仍然有限（Joyce et al.，2010；Nijp et al.，2012）。

因此，尽管上述研究结果很有前景，但由于研究结果有限且存在分歧，所以无法就工作时间可控性的具体子维度与心理健康、工作—家庭冲突和组织行为结果三者之间的关系得出明确而广泛的结论。工作时间可控性对员工的心理健康、工作与生活的平衡以及与组织行为结果有潜在的积极影响，这一结论仍然是初步的。解释这些关系是有挑战性的。因此，需要进一步研究工作时间可控性的哪些子维度对员工加班有显著的影响。

四、奖励和工作时间可控性的交互效应

据研究者所知，很少有研究关注奖励和工作时间可控性在加班与心理健康、工作—家庭冲突和组织行为结果关系中的综合效应。Van Der Hulst and Geurts（2001）报告说，非自愿加班加上低加班报酬，会增加身心健康问题、恢复不良、精力耗尽（包括疲惫和愤世嫉俗）以及不利的工作—家庭不平衡的风险，甚至表明，与高回报—低压力加班员工相比，高回报—高压力加班员工的负面心理健康风险没有升高，这表明只要奖励高，高压力可能与更高的心理健康问题无关。然而，这是一项孤立的研究，因此这一发现是否可以推广还有待进一步研究。

五、其他影响因素

社会支持可能会对员工的心理压力产生影响。例如，晋升机会可以提高员工的工作动机和工作满意度，能提升技能的学习机会以提高工作效率和生产率，从而减少加班，提高自我效能。决定工作节奏的权利可能会影响员工的工作压力和恢复状况（Moen et al.，2016；Pomaki & Maes，2002；Rhoades & Eisenberger，2002；Vancouver，2000）。

心理社会工作特征，如工作要求、工作多样性和工作控制，是决定加班工作对员工心理健康造成不利影响程度的基本调节因素之一（Beckers et al.，2008）。Bakker and Demerouti（2007）在职业健康综述中报告说，如果员工面临高要求，而可支配的资源却很少，就会因为这种不平衡而产生工作压力。Beckers et al.（2008）通过调查1612名荷兰全职员工发现，与非疲劳加班的员工相比，疲劳加班的员工的工作特征相对较差，工作要

求高，工作控制度低，工作多样性低。此外，自愿加班的员工有良好的工作条件，能自己分配加班的时间，工作种类较多，也有合理的补偿。同样，Van der Hulst et al.（2006）声称，在高工作要求和低工作控制的情况下，中等程度的加班时间与疲劳有关。

第三节　研究目标和假设

一、研究目标

当前的主要挑战是如何应对长时间的工作，以及如何减少加班对员工健康、工作与生活平衡和组织行为结果的不利影响。基于这些担忧，在加班方面，研究已经从论证加班的不利影响转向探索加班与三个相关方面之间可能的调节因素。然而，对于某些工作来源（如工作时间控制和加班补偿）对加班与心理健康、工作—家庭冲突和组织行为结果之间的缓冲效应研究还很有限，且结果不一致。

以往关于工作时间可控性各个维度的研究数量太少，无法提供足够的证据证明二者存在正相关关系，也无法从研究结果中得出明确的结论。研究发现，中等强度的横断面证据表明，工作时间和工作—家庭冲突之间存在正因果关系，而心理健康和组织行为结果之间没有趋同的证据。本研究将着重探讨弹性时间、休息控制、休息时间控制和加班控制等具体子维度的影响，以探讨工作时间可控性的子维度与因变量之间的关系。

有一个担忧是，在某些情况下，当工作要求高时，员工可能会加班更长时间。工作时间的灵活性与工作与非工作界限的划分有关。为了完成超负荷的工作，员工不得不调整自己的个人工作时间，这也可能会产生压力感。因此，尽管在工作时间控制范围内，员工也报告了加班对其心理健康的负面影响。然而，本研究的重点是探讨与低加班控制或无加班控制相比，工作时间可控性对加班时间与员工心理健康之间关系的调节作用。

此外，本研究希望能够填补中国背景下相关研究的缺乏。通过对工作时间可控性与健康/心理健康、工作—非工作平衡和组织行为结果之间关系研究的系统回顾发现，大多数研究都是在美国、欧洲或澳大利亚进行的，而在其他国家的研究相对较少。总的来说，本研究的目的是检验之前基于西方和欧洲国家的研究结果是否可以应用在中国独特的文化背景下，并探索跨文化差异，希望能提高和充实前人的研究成果。

本研究将调查加班对员工心理健康、工作—家庭冲突和与组织行为的影响在多大程度上可以通过两个基本的社会心理工作特征（工作时间可控性和奖励）的可能调节效应来缓和。首先，本研究将着重研究工作时间可控性的各个维度，包括弹性时间、休息控制、休息时间控制和加班控制。其次，本研究将关注加班补偿和总体工作奖励（付出—回报失衡）以及员工对加班补偿的偏好类型。此外，本研究不仅关注工作时间可控性和加班奖励的各自影响，还关注这两个因素的综合作用，这在以往的研究中是非常有限的。

尽管针对加班与心理健康、工作与生活的平衡以及组织行为的研究较多，但仍需要进行进一步的调查。由于这些变量之间关系的冲突，加班仍然是一个有争议的问题。我们仍有很多工作要做，必须不断了解特定工作来源的可能性，以帮助减少加班对员工心理健康、工作生活平衡和组织行为结果的负面影响。因此，迫切需要继续研究有效的预防方案和适当的奖励制度，以便尽可能减少超时工作对员工的不利影响。

二、研究问题与假设

本研究分两个阶段进行，探讨加班对员工的影响及其潜在的调节因素。

（一）第一阶段：访谈

第一阶段旨在探讨中国员工对加班的感受，对他们生活的影响，以及他们对加班奖励的看法。因此，研究一旨在调查：①加班员工在加班期间/加班后的感受；②加班对员工生活的影响；③员工对加班补偿或奖励的看法。这一阶段的结果为所讨论的现象提供了有趣的见解，也为下一阶段的研究提供信息。

（二）第二阶段：问卷调查

第二阶段的目的是调查加班与相关结果之间的定量关系，以及特定的调节因素可能产生的影响。奖励和工作时间可控性，是在这一领域的先前研究中产生的。然而，第三个调节因素是通过分析当前研究第一阶段收集的数据而产生的，即自愿和非自愿加班。两个主要的研究问题是：①加班时间是否与心理健康（抑郁、焦虑、压力和疲劳）、工作—家庭冲突和组织行为结果（包括工作满意度、离职意愿和敬业度）等显著相关；②奖励、工作时间可控性和自愿加班是否能够调节加班与上述变量之间的关系。

基于前人研究的发现和结果，本书提出以下假设：

1. 基本假设

加班与心理健康、工作满意度和敬业度呈负相关关系，与工作—家庭冲突和离职意愿呈正相关关系。

2. 调节假设

（1）付出—回报失衡加剧了加班对员工心理健康、工作满意度、离职意愿和敬业度的负面影响。

（2）工作时间可控性缓和了加班对员工心理健康、工作—家庭冲突、工作满意度、离职意愿和敬业度的负面影响。

（3）自愿加班对加班与心理健康、工作—家庭冲突、工作满意度、离职意愿和敬业度之间的关系有调节作用。

工作时间可控性、付出—回报失衡及自愿加班的调节模型，如图 3-1 所示。

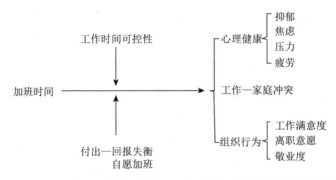

图 3-1 工作时间可控性、付出—回报失衡及自愿加班的调节模型

文献综述概述了加班对员工心理健康、工作—家庭冲突、工作满意度、离职意愿和敬业度的影响。然而，加班的影响并不简单，它取决于工作中所能获得的心理社会资源的程度。加班对个人和组织行为结果的影响并不总是负面的。此外，如上文所述，根据基于付出—回报失衡模型和恢复调节模型，可以假设奖励和工作时间可控性可以缓解加班的负面影响。

在薪酬方面，以往的研究主要集中在加班补偿或付出—回报失衡与加班影响的关系，然而，研究结果并不一致。此外，虽然之前的研究结果表明工作时间可控性可以被认为是减少加班不利影响的一个因素，但控制休息时间和控制日常时间的确切效果仍然缺乏研究和证据；关于奖励与工作时间可控性交互作用的研究较少；虽然有少数研究表明，与强制加班相比，自愿加班产生的负面影响较小，但其结果仍是初步的，缺乏这方面的实证研究。

先前研究结果的不一致使其难以为现实职业环境中的政策和实践提供信息。因此，本研究旨在从奖励、工作时间可控性和自愿加班的角度来考虑如何减少加班对员工的负面影响。本研究旨在探讨奖励与工作时间可控性的各自调节效应，以及奖励与工作时间可控性的交互作用；自愿加班的调节效应，并探讨奖励和工作时间可控性对自愿加班的影响。此外，本文还想探讨在西方文化背景（个人主义文化）中发现的结果是否可以延伸到东方文化背景（集体主义文化）中。

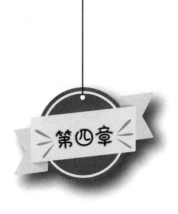

研究方法

一、研究目的

本研究的目的来自对概述的文献的广泛回顾。文献综述表明，以往的研究对加班影响和多个因素对加班影响的调节作用的研究结果不一致，特别是在中国文化背景下缺乏证据。文献综述汇集了两大方面的研究：①加班对员工心理健康、日常生活和组织行为结果的影响；②奖励和工作时间可控性的潜在作用，以减少加班的负面影响。本研究的主要目的如下：

（1）调查员工在加班期间或之后的经历，并确定与加班有关的最普遍的心理健康问题；找出加班对员工生活最常见的影响；调查加班对组织行为结果的影响（通过定性访谈数据分析）。

（2）探讨影响加班结果的心理社会因素（通过定性访谈数据分析）。

（3）调查心理社会因素（包括奖励、工作时间控制、自愿和非自愿加班）对加班相关结果的影响（通过定量问卷数据分析）。

（4）调查社会心理因素对加班时间与相关结果关系的调节作用（通过定量问卷数据分析）。

（5）就如何改善员工的心理健康、组织行为和减少加班引起的工作—家庭冲突，向用人单位和政策制定者提出建议，包括工作时间灵活性的改善、奖励制度的修改或可能改善加班工作条件的特性改变。

二、研究问题

本研究涉及的研究问题具体如下：

（1）在中国 IT 行业，加班对员工的心理健康、生活和组织行为的主要影响是什么？（定性研究）

（2）影响中国 IT 行业加班结果的因素有哪些？（定性研究）

（3）奖励、工作时间可控性以及自愿和非自愿加班如何影响这些结果？（定量研究）

（4）奖励、工作时间可控性和自愿加班之间的关系是什么？（定量研究）

文献综述表明，加班在职业领域受到高度重视。以往的研究已经深入探讨了加班对各个相关方面的影响。最近，研究的重点正转向探索有助于改变加班条件以减少负面影响的因素。然而，基于西方（个人主义）文化背景的研究，对加班不良后果的影响的可能调节因素仍然有限，研究结果也不一致。此外，在中国（集体主义）背景下的相关研究尤其缺乏。因此，本研究是在基于中国文化背景的中国员工中进行的。

根据文献回顾，加班可能在加班期间或加班后引起各种不良的心理和生理反应，如心理压力、焦虑、抑郁、疲劳和睡眠障碍（Ala-Mursula et al.，2006；Beckers et al.，2004；Kleppa et al.，2008；Virtanen，Stansfeld，et al.，2012）。加班的员工在家庭责任、爱好、休闲时间和从事其他有意义的生活活动上的时间更少（Bohle et al.，2004；Geurts et al.，2009）。除了对个人的影响，加班对组织行为的影响也因加班条件而异。

此外，与加班相关的现有模型强调了影响加班产生不利影响程度的各种关键因素。本研究采用了付出—回报失衡模型（Effort-Reward Imbalance Model，ERI）和工作需求—资源模型（Job Demands-Resources Model，JDR），虽然这两个模型似乎为奖励和工作时间可控性对加班影响的调节作用提供了坚实的理论基础，但还需要在不同文化和不同职业之间进行更多的研究。因此，本研究旨在探讨在集体主义背景下，加班盛行的中国 IT 产业中，加班影响的调节因素。

第二节　研究设计

一、混合方法研究

本研究采用顺序混合方法，从半结构化访谈中收集定性数据，从在线问卷调查中收集定量数据。定性研究探讨了中国 IT 行业的加班现象以及影响加班后果的潜在因素，而定量研究则进一步评估了定性研究中发现的因素的影响。定量研究是基于文献综述和定性研究的结合。因此，整体研究采用混合方法作为一般方法论进行。

混合方法是指研究者收集和分析数据，使用定性和定量方法或单一研究方法整合研究结果并得出推论的研究（Tashakkori & Creswell，2007）。在混合方法研究中，定性和定量研究都涉及收集、分析、解释和调查同样的现象（Bryman & Bell，2015；Onwuegbuzie & Leech，2006）。混合方法混合或整合研究过程中的某一点的发现（Johnson & Onwuegbuzie，2004）。混合方法被认为是一种在研究设计中折衷多种观点、视角和立场收集多种数据的有效方法（Greene et al.，2001）。

在之前的研究中，使用混合方法的原因有很多（Collins et al.，2006；Greene et al.，2001；Jick，1979；Leech et al.，2010）。Doyle et al.（2009）从综合的角度总结了进行混合方法研究的八大原因：三角测量，完整性，弥补弱点，回答不同的研究问题，解释发现，说明数据，假设的发展和测试，仪器的发展和测试。同样，Greene et al.（1989）归纳地指出了混合方法设计的五个主要目的或原理：三角化、互补性、发展、起始和扩展。

强调混合方法的优势，呼吁定性和定量研究相结合，已在管理和组织领域广泛开展（Aguinis et al.，2010；Bazeley，2008；Currall & Towler，2003；Daft & Lewin，1990；Edmondson & McManus，2007；Lee，1991）。这

种方法在考虑和分析一个现象的不同维度方面具有合理的优势，在经营和管理相关领域以及对组织的实际影响中显示出越来越高的接受水平和影响（Azorín & Cameron，2010；Hurmerinta-Peltomäki & Nummela，2006；Molina-Azorin，2012）以及未来研究的建议和发展（Bamberger，2000）。

考虑到加班未被探索的性质、对中国 IT 行业加班现象的全面理解以及本研究的应用实证重点，这种方法是可取的。关于定性研究和定量研究之间的关系，不仅在于对加班现象的关注，还在于设计和结果的互补性。定性研究的设计和结果为定量研究提供充实的信息，定量研究提供了进一步的证据和补充见解。尽管定性研究和定量研究在本研究中的总体目的是相互联系的，但它们侧重于不同的研究目标。

二、定性—定量二元性与混合方法

社会研究的方法论范式通常侧重于四个问题的考虑，即哲学假设和立场、探究方法、实践指导方针和社会政治承诺（Greene，2006）。传统上，定性和定量这两种主要范式，在这些论点的不同领域占据主导地位。

Creswell（2014）认为，对于定性方法，研究者通常主要基于建构主义和解释主义的观点提出主张。通过社会构建，并基于研究对象和研究者经验的结合来研究复杂的现实现象。此外，在进行研究的过程中，研究人员和研究的参与者之间相互联系和影响（Sale et al.，2002）。研究者通常进行定性研究以收集开放式数据，目的是从数据分析的结果中识别主题或从中发展主题（Berg et al.，2004）。主题分析、扎根理论、叙事分析和现象学是定性方法中常见的数据分析技术（Merriam，2002）。

相比之下，定量方法是指研究者主要使用后实证主义主张来发展知识的方法（例如，因果思维，简化到特定变量、假设和问题，测量和观察的使用，以及理论的检验）（Creswell，2003）。定量研究人员认为，社会观察应该被视为实体，观察者是独立于实体和客观的社会科学探究，可以产生可靠和有效的科学结果（Johnson & Onwuegbuzie，2004）。定量研究者试图通过收集客观的数值数据来研究变量之间的关系，这种现象不受研究者的控制和影响（Krippendorff，2008）。

考虑到定性和定量的二元性，结合不同的方法和框架的混合方法理论的发展和前景仍然是一个巨大的挑战（Greene，2008）。关于混合方法范式的争论主要围绕一种方法相对于另一种方法的优越性，以及两种方法在认识论和本体论假设方面的不相容性（Azorín & Cameron，2010）。尽管存在这些担忧，但混合方法已被越来越多地使用，并被认为是继定性研究和定量研究之后的第三大研究范式（Johnson et al.，2007）。在一项研究中可以结合定性方法和定量方法，以综合考虑不同方面的现象来达到互补目的（Johnson & Onwuegbuzie，2004）。

混合方法被认为是第三次方法论运动，一种不同于定性和定量方法的独立方法（Tashakkori & Teddlie，2010）。Johnson et al.（2007）指出，考虑到混合方法的实践导向，其核心哲学植根于实用主义，而不是实证主义、建构主义或解释主义。为了说明混合方法作为第三范式的地位，他们提出了定性—定量连续统一体，如图 4-1 所示。

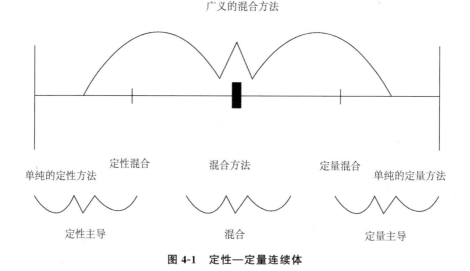

图 4-1　定性—定量连续体

图 4-1 所示的连续统一体表明，混合方法整合了定性和定量组合的重叠部分。通过在这个连续体中移动，研究可以从定性或定量不同的视角主导，但它仍然是混合的方法。为了说明这一点，定性研究人员可以在定性研究中采用定量方法（定性主导），反之亦然（定量主导）。无论一项研究在何种程度上结合了定性和定量的方法，研究都不能再被认为是单一的方法设计（Creswell & Creswell，2017；Johnson & Onwuegbuzie，2004）。

图 4-1 进一步表明，连续体的中心区域是一个纯混合方法设计，表明

并没有一个占主导地位的方法，定性和定量方法是同等重要的。在本研究中，该方法是一种定量主导的混合方法。定性和定量的调查和发现相辅相成，旨在构建一个综合的加班图景，全面了解加班对中国 IT 行业员工的影响，以及影响这些影响的潜在因素的作用。

三、构建混合方法设计

为了实现混合方法设计，研究者需要彻底思考研究的概念化、设计、实施、分析和报告的决策，这可能会影响每个阶段的混合方法设计（Johnson & Onwuegbuzie，2004）。这些决策功能的基础是混合水平（部分混合与完全混合）、时间导向（并行与顺序），以及占主导地位的方法（Leech & Onwuegbuzie，2009）。应该根据研究的每个阶段的实际情况来做出这些决定。

在数据收集阶段，Onwuegbuzie and Collins（2007）提出了进行混合方法设计的两个标准，即时间取向以及定性和定量样本之间的关联，这被认为是决策过程中的关键要素。时间取向是指定性和定量阶段发生的时间点。定性和定量阶段可以同时发生（在同一时间点），也可以顺序发生（一个阶段发生在另一个阶段之后）。混合方法设计有许多不同类型。Robinson（2002）指出，研究方法可以以不同的方式混合，以研究不同的主题和实现不同的研究目标。在定量问卷调查之后，可以进一步添加定性研究，以深入解释其结果；或者，在研究开始时采用定性研究的方法来探索相关问题，并提出主要主题，然后使用问卷设计的方法在大样本中进行统计调查。

关于定性和定量样本的关系，Onwuegbuzie and Collins（2007）指出它指的是数据的来源，并确定了四种关系来说明这一点：是相同的关系（相同的样本成员参与两个阶段），平行关系（来自同一总体的异质样本），嵌套关系（一项研究中的样本成员是另一项研究中的样本成员的子集），以及多层关系（来自不同水平的两组或多组样本）。

因此，本研究遵循序贯的时间取向和平行关系。顺序时间取向表明定性研究的数据收集是在定量研究之前进行的。由于定性研究的目的不仅是了解加班现象，而且要确定加班对员工的心理健康、生活和组织行为结果等方面的主要影响，以及与加班影响有关的潜在影响因素，因此，采用顺序导向是合理的。定性阶段的研究结果进一步为在线问卷调查的开展提供了信息。因此，定性研究首先是为了更好地深入理解情境，同时揭示各研究变量之间的广泛关系，并在大规模调查中进行实证检验。

此外，两项研究在平行样本关系中使用了不同的数据源。根据平行框架，本研究包括来自同一总体的两组研究样本。定性研究基于对 IT 行业有加班经验的员工进行的半结构化访谈。定量研究基于同一人群的大样本在线问卷调查。时间取向和方法关系的标准取决于研究目的（Greene et al.，2001）。在本研究中，使用混合方法的原因主要有两个：一是理论原因，一般应用于整个研究设计；另一个是根据当前研究的具体目标和特点来调整方法。

在心理健康研究中，研究者选择定性和定量研究方法相结合的原因有很多，比如：

（1）收敛性，或三角测量，使用一种数据类型来验证另一种数据类型的结果，或转换，对定性数据进行连续量化或利用定性技术进一步了解定量研究的结果。

（2）互补性，用不同的方法进行评价，用定量方法评价结果，用定性方法评价过程，或阐述，用定性方法评价理解的深度，用定量方法评价理解的广度。

（3）扩展，用定性方法解释定量研究的结果。

（4）发展，使用定性方法确定在随后的定量研究中要调查的项目的内容。

（5）抽样，使用一种方法为另一种方法选择研究样本（Palinkas et al.，2015）。

在本研究中，转变、细化和发展是使用混合方法来探讨加班对这些结果的影响和潜在心理社会特征的原因。定性研究提供了对加班工作深入而详细的了解，同时确定主要的心理健康问题、工作生活冲突和组织行为结果以及可能的调节因素，并指导定量研究进一步广泛地检查它们之间的关系，以适用于更广泛的群体。

使用混合方法的原因有很多，这依赖于使用多种不同的研究方法（Creswell et al.，2003。从本质上说，混合方法设计使研究者能够在研究中将不同方法的优点结合在一起。例如，它使研究者能够更多地了解正在研究的主题。定性方法有助于提高研究者对研究主题重要现象的理解，制定评估策略，并设计和制定问卷中具体的测量量表。定量方法则用于进一步检验从定性数据研究中获得的假设或发现（Sandelowski，2000）。

此外，使用混合方法可在很大程度上避免单一方法的缺点。混合方法可以揭示一种方法所特有的但被其他方法忽略的一些方面。定性测量为研究提供详细深入的信息和解释，定量测量可以进行变量之间的统计分析，最大限度地提高研究结果的普遍性。定性方法弥补了定量方法的简便性，而定量方法的客观性弥补了定性方法的主观性（Brewer & Hunter，1989）。

具体来说，采用混合方法的一个主要优势是三角测量的问题——在调查同一主题的研究中，可以通过一种方法来检验另一种方法的结果，提高对正在研究的群体的了解程度（Robinson，2002）。Creswell（2003）声称混合方法的验证功能大大提高了研究的信度和效度。这种方法的多元性被认为在很大程度上减少了实验被试伪装和单一方法差异的可能性（Cooper & Bosco，1999）。一般来说，混合方法可以为研究目的提供更有成效、更加深入和有效的数据。

本研究混合方法设计的选择是由研究目的驱动的。本研究旨在探讨工作时间可控性与奖励对加班与 IT 员工心理健康、生活及相关组织行为之间关系的影响。然而，对于上述结果变量，首先需要确定中国 IT 行业的具体方面。因此，本研究采用顺序混合方法设计。第一阶段进行定性研究，广泛探讨加班对相关方面的影响，以及调节加班影响的潜在工作因素。此外，在定性数据分析的基础上，后续的定量研究用来调查统计加班、调节因素和三个结果变量的主要方面之间的关系。

（一）第一阶段：试点访谈（n=2）和正式访谈（n=13）

第一阶段旨在探讨中国 IT 行业员工的加班经历和加班对员工的影响，以及员工对奖励和加班的整体看法。在第一阶段，半结构化访谈问题是基于加班影响的文献综述（Nijp et al.，2012）以及工作奖励和加班补偿。然后，对两名全职员工（一名女性和一名男性）进行访谈问题的试行，他们在过去六个月里都有加班经历。在进行正式的访谈之前，对访谈提纲进行修改与完善。13 名中国 IT 行业的加班员工参与了调查，访谈围绕探索性认识论，从不同方面反映了加班的影响，员工对奖励的态度以及员工对加班的看法。

（二）第二阶段：定量问卷调查（$n = 265$）

第二阶段的顺序混合方法设计旨在通过实施大规模定量问卷调查，分析奖励、工作时间可控性、自愿或非自愿加班对员工心理健康、家庭和组织行为的影响，以及加班时间和结果变量之间的关系。测量量表的设计基于对第一阶段定性访谈数据的主题分析，并结合前期的文献综述。本研究在问卷中设计了不同的测量量表来评估特定的变量。共有 265 名参与者完成了在线问卷调查，其中有 144 名男性和 121 名女性（22.3％的回复率）。使用 SPSS 24 对数据进行了统计分析。问卷包括以下部分：

（1）个人资料——人口统计学信息。

（2）加班信息——加班强度（包括每周加班时间和每月加班天数）和加班计划控制。

（3）奖励——对加班工作的奖励和付出—回报失衡。

（4）工作时间可控性——控制日常工作时间和控制休息时间。

（5）社会心理加班因素——自愿或非自愿加班原因。

（6）心理健康——DASS-21（抑郁、焦虑和压力）、疲劳和恢复。

（7）工作—家庭冲突。

（8）组织行为——工作满意度、离职意愿和敬业度。

具体流程图见图 4-2。

四、混合方法的质量标准

从混合方法研究中得出的推论的准确性和质量，应根据研究融合和代表定性和定量范式的程度来评价和判断。传统的衡量标准是两种方法得出的结果的可靠性和有效性（Creswell，2014）。在定量方法下，使用统计术语来调查信度和效度（Golafshani，2003）。然而，在定性方法下，概念的清晰度和严谨性被概念化以评估信度和效度，这意味着根据定性方法固有的哲学观点实施验证技术，包括方法一致性、样本恰当性、并行数据分析、理论整合与发展（Leung，2015；Morse et al.，2002）。

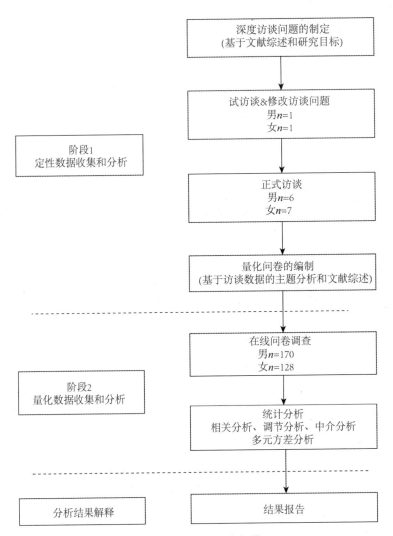

图 4-2 研究方法流程图

　　一般来说，Bryman et al.（2008）提出的三个标准被认为是与混合方法设计相关和适当的。首先，混合方法设计的实施应与研究问题相关。其次，进行混合方法研究的程序应该是透明的。最后，应将混合方法研究得出的结果结合起来，不能将其视为单独的定性和定量结果。然而，这些因素不能取代定性和定量方法中传统的信度和效度标准（Greene，2008）。相反，它们也可以被视为判断方法整体整合的一般标准。

因此，在本研究中，定性研究中实施的定性方法的质量标准涉及成员检查（Thomas & Magilvy，2011）、长期参与（Lincoln & Guba，1985）、独立编码和研究者验证（Merrick，1999）以及样本适宜性（Fusch & Ness，2015）。在定量研究中采用了可靠性和有效性判断，包括功效分析和内部一致性（Cronbach's alpha）。此外，根据每个研究的数据来源，进一步评估了其他具体的质量标准。

第三节　数据来源

一、定性数据来源

定性研究数据只有一个来源：半结构化访谈。这类访谈是非标准化的，研究者能够根据访谈提纲提出开放式问题，也可根据访谈过程灵活地调整问题的顺序。研究者可以提问额外的问题来促进受访者提出重要的观点和意见，并深入了解受访者的回答（Fusch & Ness，2015；Kajornboon，2004）。

本定性研究共进行了13次半结构化访谈，主要分析加班对中国IT行业员工的心理健康、日常生活和组织行为结果方面的主要影响，并探讨调节不利影响的潜在因素。面对面访谈被认为是定性研究领域的主要技术。然而，由于新的交流形式不断增加，其他技术也变得越来越普遍，如电话采访、视频会议、电子邮件或电子/在线采访（Carr & Worth，2001；Hunt & McHale，2007；J. Sears et al.，2013；Opdenakker，2006）。

本研究采用在线会议的半结构化访谈。该访谈方式基于视频会议的模式，具有时间的同步通信和地点的异步通信的特点（Opdenakker，2006）。这对于研究者来说是有益的，可以采访不同地域的加班员工。在线会议访谈也可以为研究者提供获得第一手信息的机会，以及对访谈者个人经历的洞察力（Schultze & Avital，2011）。

在在线会议访谈中，研究者不仅可以像面对面访谈一样捕捉到受访者的语言线索、个人性格和举止，还可以与被访者建立融洽的关系。此外，在线采访过程可能对受访者来说压力更小、更方便，因为他们可以选择他们感到安全和不受威胁的采访地点（Gruber et al.，2008）。同样，Hanna et al.（2005）指出，与传统的面对面访谈相比，受访者更有可能在网络环境中表达他们的真实感受。

此外，半结构化访谈被认为是探索人们的经历、态度、价值观和观点的有效手段（Rowley，2012）。本质性研究尤其关注中国 IT 员工在加班方面的经历。特别是，半结构化访谈可能是针对目前调查研究不足的主题的最有用的技术（Rowley，2012）。就目前的研究而言，虽然之前的研究已经广泛探讨了加班的影响，但在中国这样的集体主义国家，尤其是 IT 行业还没有进行过多的研究。半结构化访谈为采者提供了足够灵活的机会来探究受访者的回答（Doody & Noonan，2013）。

半结构化访谈在定性研究的设计、实施和分析方面存在一定的局限性和挑战。Cassell and Symon（2004）提出有以下四方面值得考虑。首先，访谈过程对访谈者来说是非常耗时的，包括制定访谈提纲，进行访谈和分析数据。其次，访谈也很耗费精力，因为访谈者需要在访谈中投入大量的精力。再次，对于受访者来说也是非常耗时的。最后，访谈会产生大量的音频记录，导致数据超载和复杂的分析。

此外，从访谈中得到的回答可能不准确，访谈者可能无法验证每条信息的真伪，因为这可能会引发道德问题或不切实际。然而，Rubin and Rubin（2011）认为，如果访谈者能与受访者建立亲密的关系，让受访者感到安全、自在，就更有可能获得更准确的信息。King and Horrocks（2010）指出，在建构主义的视角下，在不同的时间和地点，对同一现象会有不同的甚至是矛盾的解释。

关于在线访谈，Morgan and Symon（2004）认为，虽然这种形式的访谈与其他访谈技术相比各有优劣，但研究者应该考虑一些潜在的局限性。在线访谈最主要的关注点是可靠性和有效性。他们声称，由于关系疏远和脱离情境，所获取的信息可能不可靠。尽管存在这些问题，但这些局限性并不一定会对访谈造成影响，因为与电话或电子邮件采访相比，视频采访也可以获得视觉线索。此外，本研究的目的是确定加班的影响，可能涉及个性或敏感问题，因此一定的距离可能会增加安全感。

研究者的一个重要角色是提高访谈数据的质量和访谈过程的有效性。实现这些目的的关键在于访谈提纲和访谈者的技巧。制订适当的访谈提纲有助于与受访者进行舒适的互动，并产生数据驱动的结论（Dilley，2000）。为实现这一目标，需要研究以往的文献和理论基础以及被访谈人群等背景信息。因此，为了收集与研究目的相关的访谈数据，研究人员必须尽可能多地了解相关主题领域的专业知识，以便能够提出有根据的和相关的问题（Qu & Dumay，2011）。

本定性研究中采用的访谈提纲遵循了上述质量标准，是在分析大量的文献和现有的模型以及与减缓加班影响的潜在因素后制定的。

二、定量数据来源

定量阶段是基于研究目的而设计的在线调查。本研究考察了加班对心理健康、工作—家庭冲突和多项组织行为结果的影响，以及奖励、工作时间可控性和自愿或非自愿加班对中国 IT 行业加班以及相关结果之间关系的调节作用。问卷由标准化的量表组成，用于测量本研究中的各种变量。

在线调查的对象是过去 6 个月在中国 IT 行业有加班经历的员工。共有 1188 名员工和管理人员被邀请参与调查，其中 265 人（22.3% 的回复率）通过在线链接完成了问卷调查。本研究所采用的调查策略由 Sheehan（2002）指导，他提出了以电子方式分发在线问卷的三种主要方式：通过电子邮件向被调查者发送整个问卷；向被调查者发送邮件，包含参与者信息表和在线问卷链接；在网页上发布回复请求。本研究通过问卷星平台发布在线调查问卷。研究人员向中国 IT 行业的 5 家公司的员工发送了电子邮件，向他们提出了参与调查的请求。

以前的研究在很大程度上记录了在线调查与其他调查形式（如纸质调查和面对面调查）相比的优势和局限性（Couper，2000；Duffy et al.，2005；Ilieva et al.，2002；Kaplowitz et al.，2004；Tenforde et al.，2010；Van Selm & Jankowski，2006）。在线调查的一个主要优点是可以轻松方便地获得相对大量的潜在参与者。此外，它还可以提供多种问题格式、直接连接数据库的机会，通常还能保证回答的机密性和匿名性。

考虑到这些优点，本研究特别遵循了 Evans and Mathur（2005）的相关建议。他们提出，在线调查尤其适用于以下情况：需要广泛的地理覆盖；需要有较大的样本量；获得潜在参与者；样本具有多样性；研究者和被调查者之间无须互动。在目前的研究中，目标参与者是过去六个月内在中国 IT 行业各个工作级别中有过加班经历的员工。在线调查为符合要求的人提供了参与的机会，排除了不符合要求的人，这有利于节省时间和避免资源浪费。

在实施方面，在线调查面临几个挑战。一个主要的限制是，在线调查可能会导致抽样偏差，因为研究人员对样本选择缺乏控制（Van Selm & Jankowski，2006）。参与者要根据研究人员制定的调查说明中的具体标准来确定自己是否符合要求。在本研究中，在线问卷开始前，明确说明了参与者标准。目标样本是在过去六个月内有加班经历的全职员工。因此，只有符合这些标准的参与者才能进入下一步继续完成调查，如果参与者不符合这些标准，在线调查将被终止。

在线调查的另两个问题是覆盖率和抽样误差导致的低回复率和代表性（Sheehan，2002）。为了从人群中获得随机样本，参与者可以利用各种工具完成调查，如手机、iPad 和笔记本电脑。在当前的信息时代，移动数据和 Wi-Fi 已经广泛覆盖，从获取潜在参与者的角度来说，网络媒体可能不是一个问题。然而，计算抽样误差也是一个挑战，因为概率抽样技术往往不适合在线调查（Couper，2000）。因此，本研究采用非概率抽样技术。

关于回复率，根据 Handwerk et al.（2000）的说法，在线调查的回复率通常低于纸质调查。然而，根据以往实证研究的建议，可以采取一些策略来提高在线调查的回复率，例如，联系或提醒的数量、个性化通信和预先联系（Cook et al.，2000；Joinson & Reips，2007；Saleh & Bista，2017；Sánchez-Fernández et al.，2012）。为了提高回复率，参与者可以设置一个用户名和密码，方便他们返回完善调查结果；向参与者发送提醒邮件；完成在线调查后，使参与者自动获得红包补偿。

为了提高质量标准，调查要清晰且易于访问（Andrews et al.，2003；Evans & Mathur，2005；Shannon et al.，2002）。本次调查的设计尽可能简明扼要，格式清晰，并使用不同的工具和各种浏览器（Explorer、Safari 和 Firebox 等）对本次调查进行了测试。为了保证隐私安全和保密性，采用了安全的在线平台。

第四节 伦理性考量

一、伦理原则

在提出方法设计之后，还应考虑伦理问题。目前的研究遵循英国心理学会《道德与行为准则》（2009）、《人类研究伦理准则》（2010）、《互联网中介研究伦理准则》（2013）和《数据保护法》（2018）中的伦理原则。这项研究获得了英国诺丁汉大学医学与健康科学研究伦理委员会的伦理批准。考虑到这些准则，本研究遵守知情同意、匿名、保密、数据保护和透明等一般伦理标准。此外，本研究还针对各个研究考虑了具体的伦理问题。

有两个关键问题，即匿名性和保密性，应予以重视。在整个研究过程中，从招募参与者、访谈到在线问卷调查，都确保了参与者的匿名性和保密性。由于这项研究使用了员工样本，因此参与者可能会担心他们所提供的信息的使用会对他们不利，这可能会影响他们如实地回答研究问题。为了防止这种现象，研究人员向参与者保证，他们的参与将是完全匿名的，他们所有的回答也将是保密的。此外，受访者的身份将不被确定。对于访谈录音，在转录后将立即被删除。

在整个研究过程中，保密性是一个重要的问题。数据被保护在一个安全的地方，只有研究人员才能访问。根据诺丁汉大学的数据保护政策，这些数据将在一个加密的数据库中保存 7 年，之后将被安全地处理。需要强调的是，在整个研究阶段，无论是在收集数据时还是在分析数据、报告结果时，都坚持隐私保护。准确地解释这些数据是极为重要的。伪造数据，即为了迎合假设而改变真实发现，是被坚决禁止的。此外，在报告和传播研究结果时，研究者需确保语言的使用尽可能恰当和准确，避免有偏见的语言或歧视（Sarantakos，2005）。

二、本研究中的伦理考量

本研究使用参与者信息及知情同意书进行半结构化访谈和在线调查。

(一) 参与者信息 (第一阶段和第二阶段)

在第一阶段和第二阶段发送给潜在参与者的电子邮件邀请中单独附有"参与者信息"表(见附录1),详细说明了研究的总体目的和相关的伦理问题。具体来说,这两个表格简要概述了该研究主题、参与者的需求和参与者的任务。此外,该表格还解释了对参与者的可能好处,参与者提供的信息将如何使用,以及研究对他们的潜在影响,其目的是让参与者放心,以便参与该研究。在目前的研究中,参与研究是完全自愿的,对不愿参加研究的参与者没有不利影响。

(二) 知情同意书

1. 访谈同意书

"访谈同意书"(见附录2,第一阶段)用于在正式访谈前获得参与者的知情同意。此表格列出了参与访谈的受访者的要求和权利。采访将被录音,参与者可以随时退出研究而无须说明理由。转录完成后,录音将被删除。然而,参与者也被告知,除非在采访后一周内提出要求,否则在技术上可能无法撤回他们提供的数据,一旦开始数据分析,就无法撤回数据。此外,还征求了参与者对采访录音的许可。

2. 问卷同意书

在线问卷开始时提供了一份"问卷同意书"(见附录2,第二阶段),告知参与者他们的参与是完全自愿的,可以在回答问卷的过程中随时退出。在参与者点击"下一个"按钮回答调查问题后,将表示他们同意上述内容。参与者被告知,对于匿名问卷研究,一旦他们完成并提交了问卷,数据就不能撤回。他们还被告知,作答的数据将被用于学术研究报告或出版物。

在访谈中,建立融洽的关系是保证研究具有良好的开端、顺利进行和有效内容的重要因素。在访谈开始时,研究者应该让受访者感到尽可能舒适,并获得他们的信任(Jacob & Furgerson, 2012)。为了避免访谈中出现单调的回答,研究者给出了一个大概需要的访谈时间,并在开头强调了所有回答都是匿名的。随后,第一个问题是开放而简短的。尽管有上述预防措施，如果参与者仍然回答得非常简洁，研究人员可以保持短暂的沉默。Cassell and Symon（2004）声称沉默可能比转到下一个问题更有效，这可能传达出你希望他/她多谈谈这个问题的暗示，而不是不停地重复"可以多谈谈吗"。与此同时，研究者还需要注意，不要让受访者感到有压力。相反，如果受访者沉迷于冗长的题外话，要尽可能自然而巧妙地停顿或打断他/她。

此外，关于问卷调查参与者补偿的伦理问题，有一些关于补偿的原因和担忧。补偿可能是一种尊重的标志，也是一种促进参与的方式（Bentley & Thacker，2004；Halpern et al.，2004）。少量的补偿可能会提高回复率（Asch et al.，1998；Ulrich et al.，2005）。关于补偿的一个主要问题是胁迫或不正当的引诱。当然，参与者应获得知情同意，以尽量减少胁迫或不当影响的可能性。胁迫是为了迫使某人做某事而对其身体、心理或社会造成伤害的威胁，而补偿是一种提供或机会，而不是会造成伤害的威胁。在目前的研究中，参与者可以拒绝参加研究，不会产生任何负面影响。本研究中的小额补偿不足以迫使参与者违背自己的意愿和利益去参与研究。因此，在很大程度上避免了不当影响（诱因）。小的补偿而不是过度诱导是适当可行的（Emanuel，2004）。

第五节　实施的思考

一、访谈

在这项研究中，将访谈和问卷调查付诸实施可能是一个具有挑战性的过程。在访谈过程中，当受访者谈及关于加班的负面经历和感受时，研究者必须给出适当的回应。尽管加班这个话题不是一个特别敏感的问题，但探讨加班对心理健康和生活等方面的影响可能会导致参与者出现负面情绪和感受。在访谈开始时，参与者有时不愿意表达自己的真实感受。在遇到这种情况时，研究人员需要利用恰当的方式和参与者交流，让他们放心地分享自己的经历。例如，研究者给出一些提示来鼓励参与者，但要确保问题和提示不会"引导"参与者。虽然不能确切地保证此影响是中立的，但要尽可能考虑研究者的干预对参与者的反应的影响。

参与者对研究者的不信任问题也需要加以考虑。Hinkin and Holtom（2009）认为对研究者的信任是一个重要的背景因素，可能会影响参与者参与调查的意愿。当前的研究是由研究人员作为组织外部的人员进行的，在这种情况下，参与者可能比接受自己所在组织的调查感到更自在。此外，如前所述，研究人员强调匿名性和保密性，以进一步确保参与者能提供可靠的答复，并减少他们对参与研究的潜在不利影响的担忧。

相反，经历过频繁且高强度加班、强制加班和加班报酬不平等的员工似乎有更多的抱怨，这有可能在访谈过程中占据主导地位。例如，一些受访者在经历了连续而长时间的加班后，额外的投入却没有得到任何补偿，他们不断表达自己的不满。研究者需巧妙地打断偏离话题太久的谈话，然后礼貌地转向下一个问题。保持对参与者经历的尊重是道德实践的关键，在允许受访者表达感受的同时保持对访谈目的的关注是具有挑战性的。

二、问卷调查

在问卷调查方面，一个主要问题是问卷的长度。除了测量加班对参与者各个方面的影响，包括心理健康、工作—家庭冲突和与组织行为结果，问卷调查还测量了潜在的调节因素，这使问卷相对较长，尽管研究人员已尽可能选择具有良好心理测量特性的标准化量表的较短版本。为了提高参与度和完成度，问卷调查的设计允许参与者返回和继续作答。尽管如此，回复率仍较低。

另一个问题是，研究者很难证明提交的问卷回答是否是诚实的。在目前的研究中，考虑到 DeSimone et al.（2015）的建议，会在调查中使用一些伪造的/指示性项目，以帮助识别不认真回答的参与者。然而，这将使问卷更长。考虑到参与者的详细资料和同意书、调查设计、对自愿参与的强调以及加班话题引起的兴趣，我们有充分理由相信这些回答反映了参与者的现实生活。

质性研究

第一节　概述

加班已经成为当今工作场所的普遍现象。以往的研究广泛调查了加班对员工各个方面的影响，如心理和身体健康（Beckers et al.，2004；Sparks et al.，1997），工作—生活冲突（Bohle et al.，2004），以及组织行为结果（Michie & Williams，2003）等方面。然而，很少有此类研究专门针对 IT 行业的员工。因此，本定性研究的第一个目的是确定加班对员工健康和生活的主要影响。

此外，越来越多的研究开始探索减少加班对员工不利影响的方案和潜在影响因素。在心理、身体和情感上投入得越多，获得的回报越低，导致身心健康方面的问题、身体健康症状和对工作不满的增加（Van Der Hulst & Geurts，2001；Van Vegchel et al.，2001）。潜在回报与投入之间的平衡是心理疲劳现象的核心（Boksem & Tops，2008）。基于付出—回报失衡模型（Siegrist，1996，1998，2002）的理论基础，本研究的第二个目的是探讨员工对奖励的看法及奖励对员工心理健康和情绪反应的相关影响。除了奖励，本研究还旨在探索可能减轻加班影响的其他重要因素。

以中国 IT 行业的 7 名男性和 6 名女性全职员工为样本，对他们进行了半结构化的定性访谈。本章首先详细介绍了研究方法；其次，研究者反思以一种自反叙述的形式呈现；最后呈现了分析结果。确定了四个主要主题，在每个主题部分，副主题与参与者的引用支持一起呈现。总结了调查发现，将此次研究结果与以前的研究在一致性、对立面或新发现方面进行了比较，并考虑了本研究的优势和局限性。

第二节 研究方法

一、步骤

为了获得公司进行研究的许可，研究人员通过电子邮件的方式联系了意向公司的经理，告知其研究内容，研究人员的背景，以及希望取得他们的同意。研究人员获得了与员工联系的权限，该公司的人力资源管理部门提供了1023名员工的个人邮箱地址和一些基本的个人信息，包括性别和年龄。深度访谈提纲采用半结构化格式，访谈提纲旨在为研究目的收集相关信息。根据 Bernard（2011）和 Partington（2001）的研究，半结构化访谈使研究者能够控制访谈的过程，不仅使访谈集中在问题提纲上，还允许在新的想法或新的线索出现时进行深入探讨。访谈提纲的设计是基于广泛的文献回顾和研究目的的结合。访谈提纲分为六部分（见附录3）。

（一）人口统计学信息

在访谈开始时询问参与者的人口统计学信息。其目的一方面是收集个人信息，包括性别、年龄、教育水平、婚姻状况以及受访者身边是否有需要抚养照顾的人；另一方面是收集工作信息，包括收入和有偿或无偿加班的加班时间。在访谈开始时询问人口统计学问题被认为是一种"破冰"技巧，它可以使受访者感到轻松，有利于双方建立信任关系。

（二）加班的一般信息

这部分一般通过以下问题探讨受访者在当前工作中的加班信息，"你能告诉我一些关于你当前工作中的加班情况吗？"DiCicco-Bloom and Crabtree（2006）指出，第一个问题应该是宽泛的、开放式的、非引导性的，因为访谈的第一个目标是让受访者说话。因此，这部分可以让受访者对加班话题进行自由谈论。

（三）对加班的感觉

这一部分重点关注受访者在加班期间或加班后的感受。深入访谈的第一个目的是调查中国 IT 行业加班员工的主要心理健康问题。根据以往的研究，有人提出加班与心理健康问题的升高之间存在相关性。例如，Kuroda and Yamamoto（2016）声称，长时间的工作在很大程度上导致员工心理健康问题恶化。如果连续工作超过 50 小时，员工的心理健康就会受到严重损害。

（四）对生活的影响

本部分进一步探讨了加班对员工生活的影响。提高工人生活质量的斗争始于 20 世纪 30 年代的美国，当时引入了生产性措施，例如，每周工作 40 小时和制定最低工资标准（Roediger & Foner，1989）。加班直接或间接地导致工作与生活的不平衡，如睡眠障碍、休闲时间减少、工作与家庭冲突等。对于加班的员工，尤其是那些需要照顾孩子或老人的员工，处理和平衡工作和家庭的需求变得更加困难（Hill et al.，2001）。

（五）对奖励的看法

本部分旨在调查加班员工对工作报酬的看法。有以下四个主要的提示，旨在帮助激励或引导参与者自由表达与此主题相关的问题：①加班是否有额外的奖励？②你对所获得的奖励满意吗？③你认为你的努力和回报是平衡的吗？④对于加班工作，你更希望得到什么补偿？工作条件被认为是可能影响加班对员工影响的重要因素。员工在工作中投入的努力和获得的奖励是否平衡，会引发不同的反应，如厌恶或意愿（Siegrist，2002）。

（六）整体态度

最后一部分的目的是让参与者总结他们对加班的总体态度，并让他们有机会谈论之前没有谈到的问题。访谈的目的是确定与加班相关的心理健康、生活和组织行为结果的主要指标。然而，加班也可能会带来好处或良好的感觉。因此，本部分使参与者能够全面地表达自己的态度或观点，避免在接下来的分析工作中出现有偏差的理解或解释。

在正式访谈之前，研究者分别对过去 6 个月中有加班经历的一名女性和一名男性进行了试点访谈。这使研究者能够掌握参与者的反应方式，采访大概需要的时间，问题的可理解程度，以及是否有其他相关的问题可以被整合到访谈提纲中。试点访谈能在主要数据收集之前为研究人员提供宝贵的经验和对主题的基本了解（Barriball & While，1994），可使研究者在正式访谈之前对访谈设计中发现的问题进行修改。在正式访谈之前，对访谈问题进行试点并调整访谈提纲是非常有用的（Marshall & Rossman，2014）。试点访谈对于确定如何进行访谈和估计每次访谈所需的时间也很重要（Kvale，2008）。

在试点访谈的基础上对原来的访谈提纲作了一些修改，对一些问题重新进行措辞，以使其尽可能易于理解，并在参与者需要帮助时给予一些提示。试点访谈的数据随后被丢弃，以保持相同的访谈结构。根据每个参与者的回答，访谈需要 15～20 分钟。

考虑到实际情况，研究者通过网络视频的方式进行了所有的访谈。为了遵守对组织的承诺，所有采访都在工作时间之外进行，并且对所有访谈都进行了录音。在访谈开始时，受访者被要求阅读"访谈同意书"，并正式确认他们参加研究。录音被认为是记录回答的首选方法，因为它使研究人员能够专注于采访的内容和发展。之后，受访者被告知采访的形式和预计的采访时间。该研究对所有参与者都以相同的方式遵循半结构化访谈时间表，这保证了在大多数情况下，引导到每个受访者的访谈问题是按照相同的顺序来进行的，以实现标准化和防止出现偏见。尽管采取了标准化的访谈程序，研究人员也意识到访谈是在社会互动环境中进行的（Fagenson & Jackson，1994）。此外，Converse and Schuman（1974）提出没有一种采访风格适合每一个场合或所有的受访者，因此，研究者必须在采访过程中进行适当的调整，使采访具有灵活性。

同时，在整个访谈过程中，研究者有意识地不对参与者的回答进行引导，并对研究问题进行了澄清，任何研究者感兴趣但与采访问题非直接相关的回答都在采访问题结束时进行了适当的标注。访谈结束时，对参与者的参与表示感谢，并询问他们是否对访谈有任何意见或疑问，并再次向受访者保证，他们给出的所有回答都是保密和匿名的。

最后进行了 13 次正式访谈。在进行第 11 次访谈时，研究者发现很少有新的观点出现，因此，又继续进行了两次访谈，以确保达到主题饱和。之前的研究认为，关于一个同质样本通常需要 12 个参与者才能达到主题饱和（Ando et al.，2014；Guest et al.，2006）。随后，录音被逐字准确地转录成文本。

二、参与者

（一）人口学信息

表 5-1 显示了本研究中受访的中国 IT 行业加班员工的个人人口统计数据。收集的人口信息包括性别、年龄、婚姻状况、受抚养人信息、受教育程度。男性和女性参与者的人数几乎相等，大约四分之三的参与者年龄在 21～30 岁，学历是研究生。69.2% 的参与者处于已婚状态，且其中 69.2% 的已婚员工没有孩子或老人需要照顾。

表 5-1　受访者人口学信息统计表

类型		n（百分比/%）
性别	男	6（46.2）
	女	7（53.8）
年龄	21～30 岁	10（76.9）
	31～40 岁	2（15.4）
	41～50 岁	1（7.7）
婚姻状况	已婚	9（69.2）
	单身	4（30.8）
是否有孩子或老人需要照顾	有	4（30.8）
	无	9（69.2）
学历	本科	3（23.1）
	研究生	10（76.9）

（二）工作信息

1. 加班时间

表 5-2 显示了本研究中 13 名参与者每周的加班时间，范围从 2 小时到 22 小时不等，平均加班时间约为 9 小时。

表 5-2 参与者加班时间（小时/周）

参与者序号	1	2	3	4	5	6	7	8	9	10	11	12	13
加班小时数	13	6	5	4	5	3	22	2	3	15	13	20	6

2. 收入水平

表 5-3 总结了在本研究中过去 6 个月内有加班经历的 13 名参与者的收入水平。大多数参与者的月收入在 3000～5000 元（$n=8$，61.5%），2 名参与者在 5001～7000 元，1 名参与者在 7001～9000 元，2 名参与者在 9000 元以上。

表 5-3 参与者的收入信息表

收入水平/元	n（百分比/%）
3000～5000	8（61.5）
5001～7000	2（15.4）
7001～9000	1（7.7）
大于 9000	2（15.4）

三、数据分析

定性数据分析并不是研究过程中一个完全独立的阶段。相反，定性数据分析是一个持续的过程，它与数据收集一起发生，贯穿研究的整个过程（Marshall & Rossman，2011）。在本研究中，定性分析从第一次访谈开始，一直持续到最后一个阶段。在访谈过程中，对前期访谈数据的分析是影响后续访谈的一个重要因素，因为不同的回答可能会产生新的想法，从而加深和丰富对相关研究问题的理解。持续的分析使研究者能够及时修改访谈内容，如访谈提示，以及根据受访者的回答改变提问题的顺序。一旦所有的访谈录音被转录为文字，定性数据分析就进入了正式和系统的阶段。

主题分析（Miles & Huberman，1994）通常用于定性研究，是从定性数据中识别和发展主题并与研究目标联系起来的过程。它使研究人员能够灵活地解释研究结果（King & Horrocks，2010）。本研究旨在探讨加班对员工的影响：员工加班期间或加班后的感受；加班对员工生活的影响；与加班和加班报酬（补偿）相关的组织行为结果。因此，主题分析可以让研究者在分析数据的同时，考虑到研究目标，根据访谈的数据材料来发展主题。编码是主题分析中用于发展主题和副主题的主要技术。编码可以从先前对某一主题的研究中获得，也可以从正在进行的访谈数据分析过程中获得。从根本上说，定性分析的目的是通过概括大量的访谈数据来发展类别或主题。Miles and Huberman（1994）指出，用于描述和解释定性主题中涉及的关系的分析方法是，演绎法或归纳法或组合方法。

在本定性研究中，访谈数据采用主题分析和内容分析相结合的方法进行分析。采用了 Braun and Clarke（2006）的主题分析策略，分六个阶段进行：①熟悉数据；②生成初始编码；③搜索主题；④审查主题；⑤定义和命名主题；⑥制作报告。首先，研究者反复阅读采访记录，以熟悉数据并记下最初的想法。根据研究问题和现有理论并研究访谈目标中提到的主题，对所有数据进行编码。当新的问题出现时，添加额外的编码。随着这一阶段的进展，编码被整理成潜在的主题或副主题，所有数据都被收集到每个潜在的主题中。由此产生了一些关键主题和次级主题，将加班经历与心理健康、与生活的冲突和组织行为结果以及其他相关主题联系起来。对最初的主题进行审查和细化，使其与编码的数据摘录和整个数据集相关联。当数据遇到主题内部的同质性和主题之间的外部异质性时，研究者开始了另一个阶段——对主题进行定义和命名，以识别每个主题的本质。此研究最终会生成一个模板，以分层结构显示所有主题和子主题（King，2004），完整的主题框架见附录5。

此外，在获得编码模板后进行内容分析，以量化文本中每个子主题中每个描述出现的频率。内容分析可以系统地识别参与者提及最多的描述的频率，这反映了每个子主题中重要的关注点（Elo & Kyngäs，2008）。这些频率数据可在后续定性结果分析中提供更有意义的信息。频率表出现在每个主题的开头部分。最后的阶段是生成报告。

第三节 自反性

根据上文所述的主题分析的核心原则，研究人员对其作为分析者和解释者角色的反思是研究过程的关键部分，贯穿始终。研究过程的方向和数据的解释至少在一定程度上是由研究者的个人特质和学术特征决定的（Mauthner & Doucet，2003）。与另一位专家对数据进行编码，确定主题，然后讨论分析结果。这个过程允许方法的一致性，但不能提供具有不同专业知识的各种人的多种观点：这可能被认为是研究过程的一个弱点，因此更有必要提供一个反思性说明（Fereday & Muir-Cochrane，2006）。Hämmig et al.（2012）认为，为了在实践中进行反思，研究者需要考虑以下因素：

（1）话题对他们个人和专业的意义。

（2）受访者的观点和经历。

（3）研究结果的受众对象。

根据 Gilgun（2010）的指导，研究者在每次访谈后做反思性笔记，并在定性研究的整个过程中保留日记，包括数据收集、分析和解释。相关的反思被认为可以提高对研究过程的认识。参与者来自中国三个 IT 行业公司，他们在过去 6 个月内有加班经历。刚开始研究者未与参与者分享加班的经历和立场，是一个"局外人"的身份。随着采访的进行，研究者开始理解和认同参与者的经历和情绪状态，这促使研究者成为"局内人"。成为"局内人"既有好处也有坏处：作为"局内人"可能会引起共情，并进一步激发参与者更多地谈论他们的加班经历；然而，这也可能引导研究过程，因为参与者可能会专注于表达他们认为将"被认可"或与研究者产生情感共鸣的内容（Lewig & Dollard，2003）。研究者的反思意识使研究者能够从非判断性的角度进行访谈、分析数据并报告调查结果。

当被问及加班期间或之后的感受时，一些参与者的回答非常简短。在研究者给出一些例子之后，他们开始更多地谈论自己的加班经历。相反，当参与者不断地谈论加班给他们带来的负面影响并倾诉他们的抱怨时，研究者鼓励他们从其他角度进行谈论。此外，一些参与者似乎不愿说话，当发现这一问题时，研究者推测参与者可能对隐私问题或个人数据的使用存在担忧。因此，研究者再次强调匿名和保密原则，并向他们保证录音转录成文本后将被删除，以帮助他们放松警惕，增加开放性。此外，采访是通过在线视频聊天进行的，与现实世界的交流相比，在网络空间中人们的交流更加开放。尽管加班这个话题不是一个敏感问题，但网络环境可能会鼓励受访者给出比面对面采访更坦诚、更中肯的回答（Mark & Smith，2012；Panatik et al.，2012）。

为了确保研究问题是适当的，并测试研究过程，研究者进行了两次试点访谈。根据试点访谈的反馈对访谈提纲进行了修改，并给出合理的提示词。因此，在正式访谈时，研究者事先了解了参与者对加班的感受和态度，以及与加班相关的潜在社会心理因素。访谈过程根据参与者表达的内容进行调整，访谈问题的顺序调整也比较灵活。当研究者捕捉到一些重要信息时，会将这些反馈给参与者，以检查其理解情况，并让参与者有机会扩展或描述更多的细节。

上述反思旨在让读者对可能影响研究和分析过程的因素有所了解，尽管应该将其指出来，但定性研究中的主观性是这一方法的一个公认和固有的方面，因此不应被认为是其本身的主要弱点（Alvesson & Sköldberg，2017；Gummesson，2000）。

第四节　研究结果

本研究确定了四个主要主题，在每个主题部分，将一起呈现子主题与参与者的支持引用。

一、加班原因

定性研究的一个主要介绍性目的是确定 IT 行业加班的原因。

表 5-4 显示了中国 IT 行业员工的加班原因。这些类别由研究者从主题分析中整理出来，并通过内容分析量化了提及每个主题的受访者数量。

表 5-4　加班原因

子主题	描述	一次或多次提及此主题的受访者人数（百分比/%）
工作原因	时间节点	8（62）
	工作性质	12（92）
	临时/紧急工作	12（92）
	其他事情打断	2（15）
个人原因	能力	4（31）
	个人品质	4（31）
文化影响	期望	1（8）
	印象管理	4（31）

（一）工作原因

受访者从不同方面给出了加班的原因。其中最常见的是与工作相关的原因，包括时间节点，即在特殊的时间段，如月末、季末或年末，加班比较频繁；工作性质，即工作量大、职位要求、工作流程、工作复杂性和工作计划等可能导致加班的一些因素；临时/紧急工作，包括临时通知、紧急任务、工作中的不确定性；工作时间内被其他事情打断，包括检查、报告或会议、培训和工作之外的其他事情的干扰：

"我们在月底肯定会加班。"（时间节点）

"我们的工作有一定的流程，到了某个阶段的截止日期我们就会加班。"（工作性质）

"我和家人在外面逛街或者吃饭的时候，突然接到公司的电话，告诉我需要去公司加班。"（临时/紧急工作）

"有时候工作被一个临时增加的会议打断了……有些工作不能按照原计划在工作时间内完成，所以需要加班来完成计划内的任务。"（其他事情打断）

（二）个人原因

有些受访者的加班是出于个人原因，如能力和个人品质："当你的技能不足以胜任当前的任务时，你需要学习新东西，此时通常得加班。"（能力）

然而，另一位参与者表示，能干的员工任务更多，加班时间也更多："加班时间反映了一个人的效率或职位的重要性。越有能力的人越忙……任务分配不均……加班时间和一个人的能力和重要性有关。"（能力）

此外，一些参与者提到个人品质是影响加班与否的无形的原因："加班的人通常都有责任感……虽然加班会占用个人时间，像我一样，其实我也不想加班，但我还是选择了加班。"（个人品质）

（三）文化影响

一个国家的传统文化或组织文化会影响员工的绩效、态度和行为。中国员工通常认为他们的经理或上级是一个有权威的人。他们通常按照领导的期望行事或表现。此外，小组使员工之间的联系紧密并相互影响。员工的加班不仅受其任务和个人意图的影响，还受工作环境的影响（Mingyan，2012）。

本研究的共同主题包括经理或领导对参与者加班的期望："领导通常喜欢看到你忙碌，所以有些人加班只是为了给别人留下正确的印象。"（期望）

参与者认为印象管理同样重要：

"有时我们加班是因为领导还在办公室。"（印象管理）

"每月月底，整个团队都在加班，有时即使我的工作完成了，我仍然待在那里。"（印象管理）

二、加班的影响

主题分析旨在揭示加班的影响。以下详细介绍了四个子主题的内容：对加班的态度；对健康的影响；对生活的影响；对组织行为的影响，如表5-5所示。

表 5-5 加班的影响

主题	子主题	描述	一次或多次提及此主题的受访者人数(百分比/%)	
加班的影响	对加班的态度	积极的	适度的加班	5 (38.5)
			可控性的加班	6 (46.2)
			有奖励的加班	8 (61.5)
		消极的	长时间高强度的加班	8 (61.5)
			临时的加班	6 (46.2)
			强制性的加班	7 (53.8)
			无奖励的加班	8 (61.5)
		中立的	8 (61.5)	
	对健康的影响	身体健康	疲劳	12 (92.3)
			睡眠问题	8 (61.5)
		心理健康	抑郁	10 (76.9)
			压力	10 (76.9)
			焦虑	3 (23.1)
		生理健康	9 (69.2)	
	对生活的影响	家庭	12 (92.3)	
		休闲	8 (61.5)	
		计划	9 (69.2)	
	对组织行为的影响	工作效率	5 (38.5)	
		敬业度	4 (30.8)	
		离职倾向	3 (23.1)	

（一）对加班的态度

少数参与者（$n=8$，61.5%）承认加班在工作中是不可避免的和必要的："加班在工作中很常见。偶尔的加班是可以接受的。"（中立的）

不同的加班引发了不同的态度。对加班持积极态度主要受以下因素影响：适度的加班；可以提前计划或安排加班；加班得到了适当的奖励：

"就偶尔加班而言，当你完成它时，有时你会觉得很有成就感。"（适度的）

"大部分加班可以提前安排，突然加班的情况比较少见。项目较多的时候，我会加班。"（可控的）

"如果有加班费，我愿意加班，因为会感觉工作的每一分钟都有回报。当你做一件事并得到一些好处时，你会愿意去做。"（奖励）

相反，受以下因素影响，参与者对加班持消极态度：长时间高强度的；临时或紧急的；强制性的；没有或很少的奖励；无意义和低效率的：

"工作太多的时候就会长时间加班。不停地加班真的很无聊。"（长时间高强度的）

"临时的加班更烦人。尤其是你已经有了安排，但不得不取消原来的计划然后去加班。真的很让人心烦。"（临时的）

"我对加班越来越抗拒……我不想每天晚上被迫待在办公室里，效率真的很低。"（强制性的）

"我不想加班，因为没有额外的报酬。"（没奖励的）

（二）对健康的影响

当被问及参与者在加班期间或之后的感受时，参与者的回答涉及两个方面，即心理健康和身体健康。与心理健康有关的主要问题进一步分为抑郁、压力和焦虑。表 5-6 是这些问题的定义和症状。

表 5-6　抑郁、压力和焦虑的定义和症状

概念	症状
抑郁	悲伤、流泪、空虚或绝望的感觉（Dekker，2014）
	睡眠障碍，包括失眠或睡眠过多（Nutt et al.，2008）
	疲惫和缺乏活力（Braley et al.，2012）
压力	环境和/或内部要求超过了个人管理它们的资源（Holroyd & Lazarus，1982）
	对突发事情的反应（Skinner，1985）
	一个生命系统输入或输出的物质、能量或信息的过载或不足（Steinberg & Ritzmann，1990，p.140）
焦虑	一种以紧张的感觉、忧虑的想法和血压升高等身体变化为特征的情绪（Kazdin & Kazdin，2000）
	由于对感知到的威胁感到恐惧而在心理和身体上产生的状态（Akiskal，1985）

1. 心理健康

（1）抑郁。加班引起的一个严重的心理健康问题是抑郁情绪。尽管大多数参与者（$n=10$，76.9%）没有使用抑郁这个词，但他们确实提到了与抑郁相关的各种感觉，包括感觉没有精神、不活跃、不开心、痛苦、烦躁、易怒等：

"如果晚上加班到很晚，回家后就会感觉很累，不想说话。第二天我就会没精神，没活力。"

"如果这几天任务太多，我会感到沮丧，真的很疲惫。加班似乎永远不会结束。"

（2）压力。大多数参与者（$n=10$，76.9%）在加班期间或之后感到压力增大或紧张：

"即使在加班之后，你也一直在思考如何解决问题，压力其实很大。"（压力）

紧急或高强度的加班，影响尤其显著：

"突然的加班通常也很紧急。我们会工作到很晚，有时到半夜。经理也会来办公室讨论对策。所以，紧急加班的压力特别大。"（紧急加班）

"五月份加班会非常频繁。基本上从月初到 20 日，每天都加班到很晚。加班的强度比较大，压力也比较大。"（高强度）

（3）焦虑。参与者在加班期间或加班后也可能会感到焦虑：

"有时候，比如晚上 9 点有一个案子进来，要求在 10 点之前完成。那一刻你是很疯狂的，因为你被催促去处理这件事情，所以当时会很着急。"（焦虑的）

另一位参与者表示，在短时间内被要求临时加班让他感到焦虑：

"比如周末，你在外面玩，就会担心手机响，叫你回办公室加班……你肯定或多或少会感到焦虑。"（焦虑的）

2. 身体健康

与身体健康有关的最多的两个问题是疲劳和睡眠问题。

（1）疲劳。最严重的问题是疲劳，几乎所有的参与者（$n=12$，92.3%）都表示他们在加班期间或之后感到疲倦。有些加班疲劳是急性的，通常是由于一天或短时间内加班时间过长引起的：

"太累了，真的太累了。尤其是有时候加班到晚上十一二点，真的很

累。"（急性疲劳）

"如果一个案件必须在今天完成，我们会熬夜到很晚，甚至到凌晨，特别累。"（急性疲劳）

对于那些连续加班的人来说，他们遭受的是累积的和慢性的疲劳："如果是长期加班，你肯定会觉得累。如果最近的任务很重，或者加班频率很高，我的大脑就会处于既疲劳又兴奋的状态，不能好好休息。"（慢性疲劳）

一些参与者表示，他们在加班期间休息不足和恢复不佳时会感到疲倦："加班的时候我会很累。加班回家后，休息时间就会很短，休息不好。第二天仍然会感到疲倦。"（恢复不佳）

三位参与者明确表示，他们需要休息，以从加班的疲劳状态中恢复过来，尤其是在长时间或高强度的加班之后："加班的时候，我们经常通宵工作……加班后，我很累，想赶紧回家休息。"（需要休息）

（2）睡眠问题。参与者（$n=8$，61.5%）遭受的另一个严重问题是睡眠困难，包括失眠、睡眠质量差、睡眠不规律和睡眠时间减少："经过长时间的加班，你的大脑仍然处于兴奋状态。回家后睡不着，在床上翻来覆去。"（睡眠不好）

参与者还声称，加班会增加其他健康问题的风险，例如，生病、感冒、头痛、颈椎病、腰椎间盘突出和饮食不规律："我个人的感受和经历是，如果我每周加班两天，连续加班两周，我会感冒，肯定会感冒。身体实在是受不了了，不仅仅是心理压力。一想到又要加班，就觉得头疼脑涨。这不仅仅是每天感觉疲劳，而是身体健康确实受到了影响。"（感冒）

（三）对生活的影响

1. 家庭

当被问及加班对参与者生活的影响时，几乎所有参与者（$n=12$，92.3%）都表示对家庭有影响。对于需要照顾孩子或老人的员工，他们照顾和陪伴孩子或父母的时间更少："加班减少了与家人相处的时间。"一些参与者表示，他们的家人或多或少也受到了影响："频繁加班可能会引起家人的误解，以及冲突。"同样，另一位参与者表示，加班后可能会把不好的情绪带给家人："如果我加班到很晚，回家后很累，不想说话。有时心情不好，会将坏情绪带给我的家人，和家人说话的语气也不是很好。"

2. 休闲

加班对参与者生活的另一个主要影响是休闲时间减少。参与者抱怨加班减少了他们在娱乐活动、休闲、锻炼、放松等方面的时间："加班会占用你的时间，例如出去吃饭、看电影或去健身房"（娱乐）；"加班会减少你个人休息的时间"（休息）。

3. 计划

加班会对参与者（$n=9$，69.2%）为生活中其他活动计划的制订产生干扰。尤其是临时或紧急的加班会打乱已经制订的计划："因为我们的工作是 IT 维护，比如系统突然出现故障，就要求你紧急回去检查数据或原因，或者紧急出差……不管是周末还是工作日，也不管是白天还是晚上，随时待命。早上订票，下午就走了。计划好的活动都被打乱了。"

与临时加班相比，可以提前安排的加班在很大程度上减少了加班产生的干扰："本来你周末安排了活动，出去逛逛或者其他娱乐，突然被要求加班……那你就不得不加班了。相反，如果加班可以提前安排，无论我周五工作到多晚，都可以计划我在周六和周日的活动。"

（四）对组织行为的影响

超过一半的参与者（$n=8$，61.5%）提到了与加班相关的组织行为结果，包括工作效率、敬业度和离职倾向。加班工作效率低可能是由工作量大、加班频繁、长期加班、强制加班、消极和不情愿的加班导致的："临时加班打乱了我的计划，让我感到反感和抗拒。至少我不能平静地接受。加班效率不会特别高""我不想每天晚上都被束缚在办公室，坐在那里，效率真的很低"。

应该强调的是，在本研究中有四名参与者都降低了工作投入，因为他们觉得付出的努力和获得的回报之间存在不平衡："加班超过某个时间，只有晚餐钱的补偿……我现在不加班了。这种不平衡降低了我对工作的热情。"

此外，上述四名减少工作投入的参与者中有三名表示有意更换当前工作："我曾想过换工作，因为我听另一家公司的人说，他们可以累积加班时间来换取假期。他们可以，为什么我们不能，所以我想换工作""加班没有奖励，我的工作也看不到任何发展或晋升机会，所以如果可能的话，我想换一份工作"。

三、影响因素

定性访谈的另一个关键目的是探讨可能影响加班影响的因素见表5-7。

表 5-7　影响因素

主题	子主题	描述	一次或多次提及此主题的受访者人数（百分比/%）	
影响因素	加班时间	频率	12（92.3）	
		强度	11（84.6）	
	可控性	时间可控性	10（76.9）	
		工作量可控性	3（23.1）	
		自愿或强制	12（92.3）	
	奖励	有无奖励	12（92.3）	
		付出—回报平衡	低奖励	3（23.1）
			平衡	5（38.5）
			高奖励	2（15.4）
		奖励类型	经济	5（38.5）
			补偿	6（46.2）
			发展	3（23.1）
		奖励偏好	经济	7（53.8）
			补偿	5（38.5）
			情感	2（15.4）
			发展	4（30.8）
		不管什么奖励都不想加班	1（7.7）	

（一）加班时间

在这项研究中，参与者提到加班的频率和强度不同。有些参与者表示，平时工作日加班频率较低，但在月底或特定时间段，加班频率较高："在项目的关键时间节点，例如中期检查或评估，就会连着好几周加班。"此外，高频率的加班一般也是高强度的："当我们忙的时候，我们每周工作 6 天，每天工作 11 小时……长期、连续加班通常是高强度的。"一些参与者指出，有时一天的长时间加班强度也很大："有一次我们加班到凌晨两点，真的是筋疲力尽，太痛苦了。"

（二）可控性

参与者认为他们对工作的控制对加班的影响至关重要。大多数受访者（$n=10$，76.9%）认为他们对工作时间有自主权很重要："我可以控制自己的工作时间——何时开始和结束工作。"一位参与者指出对加班时间的控制很重要："加班是可以提前安排规划的还是临时的影响很大，如果是可以提前安排的加班还好，如果总是临时通知加班，我就会很烦躁。"同样，一名参与者认为自主性较低时，会表现出较少的时间控制："我觉得对于突然和紧急的任务我是无法控制时间的。"

此外，少数参与者（$n=3$，23.1%）提到了对工作量的控制："任务有时多，有时少。当你觉得任务太多时，可以和老板说你最近的活儿太多，然后可以调整。"然而，另一位参与者表示对工作量的控制较少："如果给你分配了一项任务，你就得加班加点，完成你的工作。"

本研究中几乎所有的参与者（$n=12$，92.3%）都提到了加班控制，是自愿的还是强制性的。参与者提供了一系列自愿加班的条件，并具体说明了哪些条件迫使他们强制加班。参与者给出了可能有助于做出自愿加班决定的各种因素：①加班计划的自主权、合理和适度的加班水平："适度的加班，我可以自己安排是可以接受的。"②适当的补偿："如果有加班费，我愿意加班，因为我花在加班上的时间是有回报的。"

在强制加班方面，参与者对造成强制加班的因素进行了多方面的回答，包括临时加班、工作量大、持续加班、高强度加班等："临时加班一般是强制性的"（临时加班）；"每个月底，业务很多，我们很忙，需要加班"（工作量大）；"我讨厌长期和高强度的加班。尽管我很不情愿，但我不得不这样做，别无选择"（高强度）。

（三）奖励

1. 有无奖励

当被问及加班奖励或补偿问题时，参与者首先表达了是否获得奖励。近一半（$n=6$，46.2%）的参与者表示他们没有或几乎没有奖励，这表明无论他们加班多少小时，额外的时间投入都没有得到补偿。甚至有 2 名参与者谈到他们之前加班有奖励，但现在没有："加班奖励是基于工资等级的。如果你的工资水平比较低，为了补偿每个月的收入，是有加班费的。但如果你的工资达到了一定水平，就没有加班费了。所以以前我有加班奖励，但现在没有了。"

此外，3 名参与者表示他们没有针对加班的具体奖励，但会在完成任务后给予一定的奖励。换句话说，他们的奖励是基于产出或绩效的，而不是基于加班时间："我们对加班没有具体的奖励……如果你加班，取得了一些工作成绩，那么在每个月末或年末会对你的表现有一些整体的奖励。"（加班补偿）

2. 付出—回报平衡

当被问及参与者是否认为他们的付出和回报平衡时，加班但没有或很少获得奖励的参与者感到不平衡和不满意，特别是频繁和长期加班的参与者："你觉得你所有的时间都在工作。每天回到家，已经快 11 点了……但是加班的钱很少。名义上奖励会在表现中有所体现，但这仍然不符合我们的期望，或者奖励没有明显反映我们的努力。加班费太少了。"

当加班得到合理的补偿并且被迫加班时，参与者感到更加不满："现在我越来越讨厌加班。我不想晚上下班后被迫坐在办公室加班，加班奖励有限。"根据公司规定获得加班奖励的参与者认为这是可以接受且平衡的："我们公司有加班费：工作日加班费是正常工资的 1.5 倍，周六周日是 2 倍，法定节假日则是 3 倍，这是一个比较标准的补偿。"一些参与者表示，虽然加班没有具体的奖励，但他们觉得自己付出的努力和工作中获得的奖励在很大程度上是平衡的："当你完成一项任务时，就会有奖金。任务多则奖励多，任务少则奖励少。加班费不是一成不变的。我们工作的奖励主要是看绩效。"一名受访者表示："大家的责任心都很强，并不绝对排斥加班，只是希望付出得有价值、能获得相应的回报。"

3. 奖励类型

在奖励类型方面，5 名参与者获得了金钱的奖励，6 名参与者获得了一些加班补偿，包括补休、加班晚餐和出租车费；3 名参与者提到了工作中可能的发展机会，尽管这种奖励带有不确定性："如果你努力工作，将来可能会有很好的机会，比如升职之类的。"

4. 奖励偏好

当被问及参与者更希望获得什么加班奖励或补偿时，大多数参与者（$n=7$，53.8%）表示希望得到金钱补偿："当然，最直接的就是经济补偿。希望有加班费。"然而，经济奖励并不是所有参与者对于加班补偿的首选愿望。少数参与者（$n=2$，15.4%）更喜欢时间的补偿："如果可以的话，我希望能补偿我花在加班上的时间，比如调休之类的。金钱的补偿是次要的，最好是补偿时间。"

此外，除了金钱和时间的奖励外，两名参与者还希望从他们的经理或领导那里得到一些情感上的支持，包括口头上的奖励、精神上的鼓励和关怀："加班后，你当然想得到一些认可或类似的东西。老板知道你在加班，你在努力。给你发个微信，或者第二天问问你昨天加班的情况。"少数参与者（$n=4$，30.8%）想在职业上有所发展，比如晋升、技能提高和学习的机会。需要注意的是，一位参与者强调，无论加班有什么奖励，都不想加班："加班对于我来说，任何补偿都不值得，因为我会生病。即使给我假期或钱，我的身体也无法恢复。"

四、加班挑战的解决方案

通过分析参与者的回答得出一个与加班解决方案相关的主题。多位参与者（$n=11$，84.6%）就如何改善加班条件、减少加班带来的负面影响发表了自己的看法，如表 5-8 所示。

表 5-8　解决加班挑战的方案

主题	子主题	描述	一次或多次提及此主题的受访者人数（百分比/%）
解决方案	实际的	个人的	8（61.5）
		组织的	6（46.2）
	情感的	内部的	5（38.5）
		外部的	4（30.8）

（一）实际的方法

减少加班不利影响的实际方法可以从个人和组织方面考虑："对自己

的一个要求就是努力提高工作效率，在有限的时间内完成工作，让自己的工作和生活、休息、娱乐时间都能平衡""公司最好给员工一些加班奖励。不要让加班成为导致员工抱怨甚至离开公司的诱因"。

再如："如果加班确实是紧急的、不可避免的，那么公司应该提高加班补偿。"

（二）情感的方法

另一种方法是通过个人内部调整来提高情感支持，并获得更多的外部支持。一位参与者表示："没有必要总是对加班感到不满，毕竟工作的性质就是这样，要自己调节"；另一位参与者表示："如果在加班的时候，经理偶尔能来看看并鼓励你几句，感觉干得也比较有动力，心情也舒畅一些。"

第五节 讨论

一、结果总结

访谈的目的：一方面是探索员工的加班经历，明确加班对员工心理健康和生活的主要影响；另一方面是调查工作时间可控性和奖励对这些影响的作用。

首先，本研究指出了加班的原因，即员工为什么加班，涉及工作原因、个人原因和文化影响。工作原因包括时间节点、工作性质、紧急工作和工作中的其他干扰。个人原因包括能力和个人品质。文化影响可能会给员工带来潜在的加班压力，如期望和印象管理。

其次，加班的影响，确定了加班对员工心理健康、工作与生活平衡以及组织行为结果的显著影响。第一个子主题，对加班的态度，是由受访者对加班的描述产生的，提出了与加班相关的三个潜在因素，这些因素可能导致员工对加班出现不同态度，即加班强度、可控性和奖励。在心理健康方面，大多数参与者（77%）有过抑郁和压力，其次是焦虑。几乎所有参与者（92％）声称他们在加班期间或之后感到疲劳。睡眠困难是加班引起的另一个严重问题。关于对生活的影响，工作与家庭冲突是几乎所有参与者（92％）提到的最主要的问题，其次是较少的休闲时间和打断预先安排的计划。本研究中与加班相关的组织行为结果包括工作效率、离职倾向和敬业度。

再次，本研究提出了三个可能影响加班结果的因素。最显然的一个因素是加班时间，不同的频率和强度造成不同程度的影响。此外，本研究还发现两个心理社会因素，即可控性和奖励，可以减轻或加剧加班的影响。当员工可以控制工作时间时，他们可以根据自己的现状安排工作，尽可能避免疲劳、工作与家庭冲突以及其他不利影响。对工作量的控制有助于减少加班。自愿和强制是加班控制的两个相反极点。员工在认为自己对加班时间有自主权，加班合理、适度并得到适当补偿的情况下，可能会自愿加班。同时，临时性紧急任务、工作量大或持续高强度加班的情况下，员工可能会感到是强制加班。对加班的补偿或付出与回报之间的平衡可能会使员工感到愉快，并以某种方式补偿由非自愿加班引起的不良感觉和影响。

最后，从实际和情感两方面提出了几种解决加班挑战的方法，例如，个人要提高工作效率减少加班，公司需提高加班补偿来减轻员工对加班的负面情绪；员工需进行自我调整来正确看待加班，公司需提供必要的制度支持来保障员工的权益，降低加班给员工带来的不利影响。

二、与以往研究的比较

将四个主题中的发现与之前的研究进行比较，并概述共性领域，强调本研究提供新见解的地方。

首先，在加班原因方面，即员工为什么加班，本研究调查结果显示，工作原因、个人原因和文化影响是导致员工加班的主要原因。其中，工作原因和文化影响与之前的研究结果一致。例如，Houdmont et al.（2011）确定了加班的四个原因：工作需求、工作文化、加班的内在动机和预期的加班奖励；同样，Beckers et al.（2004）和 Van der Hulst et al.（2006）表明工作特征对加班有很大影响。目前的研究还发现，与工作相关的原因似乎是最普遍的原因，包括时间节点、工作性质、临时/紧急工作和其他事情打断，其中工作性质和临时/紧急工作是导致加班的重要因素。这与

Tsutsumi et al.（2012）的研究结果一致，他们指出高工作量等工作需求对加班有显著影响，Houdmont 等人的研究结果也发现工作需求是对加班时间影响最大的因素。

在当前的研究中还发现，文化影响对员工加班产生潜在影响。例如，员工选择加班是为了迎合领导的期望并留下良好的印象。先前的研究在个人主义和集体主义文化背景下都证明了文化的影响。Goldenhar et al.（2003）发现文化影响美国建筑业员工加班的决定。当经理要求他们加班时，工人通常会答应，如果员工多次拒绝，会发现他们的职业生涯受到阻碍。这表明，在个人主义社会中打造良好职业需要一定的文化规范，虽然在集体主义社会中加班的压力有类似的结果，但原因有所不同。Triandis（1995）指出，在集体主义社会中，群体将成员紧紧地捆绑在一起，让他们在工作中相互影响，从而加班加点地完成群体目标。此外，Houdmont 等人（2011）发现中国上班族受到加班工作文化的影响，在这种文化中，员工通常将自己视为组织的一部分，并被期望承担组织赋予的职责，这与当前研究的结果一致；在这里，参与者声称，尽管他们已经完成了自己的工作，但是为了帮助同组的其他同事，他们下班后仍然留在办公室加班。值得注意的是，本研究中发现的个人原因（能力和个人品质）在以往的研究中很少涉及。

其次，确定了加班造成的主要影响，包括对加班的态度和对健康、生活及组织行为结果的影响，与之前的研究结果一致。如果加班是合理和适度的，能够自己提前安排并得到适当的奖励，对于加班员工可能持有积极的态度，或者至少他们认为加班是可以接受的，这与之前的研究结果完全一致。例如，Tucker and Rutherford（2005）指出，由于有经济上补偿，员工对加班持积极态度，另外，消极态度与高强度加班（Jungsun et al.，2001；Virtanen et al.，2009），付出—回报不平衡（de Jonge et al.，2000；Dragano et al.，2003；Siegrist，2002），以及较少的可控性有关（Golden & Wiens-Tuers，2006；Moen et al.，2011）。

先前的研究结果支持加班会导致精神和身体健康问题。加班与焦虑和抑郁情绪有关（Kleppa et al.，2008）。Virtanen，Stansfeld，et al.（2012）的一项长期研究表明加班工作是重度抑郁发作的预测因素，该研究还发现，加班似乎是导致压力的一个风险因素。Åkerstedt et al.（2002）和

Goldenhar et al.（2003）的研究同样发现加班和压力有关系。

在身体健康方面，目前的研究发现加班工作与疲劳增加、恢复不良和睡眠不佳有关，这与前人的研究结果一致（如 Beckers et al.，2004；de Jonge et al.，2000；Dragano et al.，2003）。Van der Hulst et al.（2006）指出，员工需要在加班的工作中恢复，尤其是在高压力工作（高需求，低控制）的情况下。Goldenhar et al.（2003）声称延长加班时间会扰乱员工的作息规律，并且与睡眠质量呈负相关。Virtanen et al.（2009）发现长时间工作会缩短睡眠时间并增加入睡困难。此外，本研究中发现的几个身体健康问题，包括感冒、头痛、颈椎病和腰椎间盘突出，在之前的研究中也有发现（如 Caruso et al.，2004；Iwasaki et al.，2006；Kawada & Ooya，2005）。

关于对生活的影响，加班工作会引起工作—家庭冲突、闲暇时间被剥夺以及对已经制订的计划形成干扰，这与前人的研究结果一致。例如，Goldenhar et al.（2003）发现加班给工作之外的生活带来了压力。长时间工作与工作—家庭不平衡有关，包括照顾孩子和父母、做家务以及与伴侣沟通（Grzywacz & Marks，2000；Hämmig & Bauer，2009；Jansen et al.，2004）。其他研究发现，加班导致休闲时间减少（Kinman & Jones，2008；Van Vegchel et al.，2002）。此外，这项研究强调了加班对员工工作之外的日程安排的中断影响。特别是紧急或临时加班，会产生更大的负面影响。Siegrist（2002）声称，在 IT 行业，由于很难进行准确估计和投入市场的时间压力导致加班计划很难提前安排，从而对员工的生活质量产生不利影响。相反，可以由员工提前安排的加班造成的干扰较少。就目前研究中员工对加班可控性的发现，在以往的研究中较缺乏。

在本研究中发现的工作效率低下和离职意愿方面的组织行为结果得到了先前文献的支持。Shimizu et al.（2004）报告说，尽管加班延长了工作时间，但有时工作效率并不高。Michie and Williams（2003）发现加班提高了员工的离职意愿。尽管以前的研究表明加班与较少的组织承诺和低工作绩效之间存在关系（如 Adler et al.，2006），但很少有研究探讨对工作投入的影响。该研究证明了加班工作，特别是强制性和未得到适当奖励的加班，降低了员工从事工作的积极性，因此，当前的研究丰富了该主题领域的知识体系。

第三个主题的调查结果表明可能加剧或缓冲加班影响的潜在因素。加班频率和强度的影响（影响因素的第一个子主题）与前人的研究发现一致。在本研究中，参与者认为偶尔和适度的加班在工作中是合理和可接受的，而长期和频繁的加班是令人反感的。就先前的研究而言，有一致的发现表明高强度加班会产生有害影响，而适度加班对身体和心理健康的不利影响尚未得到一致证明（Geurts ＆ Sonnentag，2006）。Taris et al.（2011）指出，适度加班通常不会导致健康风险升高，而随着加班时间的增加，这些风险会恶化。Dahlgren，Kecklund and Åkerstedt（2006）发现，适度工作量的一周加班工作对生理压力没有显著影响；然而，睡眠受到不利影响，加班时睡眠不足，会导致疲劳和嗜睡问题增加。此外，本研究强调频繁加班会导致加班时间和强度增加，进一步诱发慢性疲劳。高强度加班不仅仅是每周或每月长时间加班造成的，一天的长时间工作也会导致高强度加班，例如，加班到半夜会导致急性疲劳。高频率和高强度加班又会导致慢性疲劳。以前的许多研究大多使用"每周加班时间"来衡量加班强度（Beckers et al.，2004；Bell ＆ Hart，2003；Gralla et al.，2016；Grosch et al.，2006）。

该研究还识别了两个可能对加班产生不同影响的社会心理因素，即控制和奖励。关于控制，本研究的一些发现与之前的研究结果非常吻合。员工可以施加的控制，最主要的是工作时间，其次是工作量，这证实了先前研究的结果，即工作时间可控性是调节加班影响的潜在因素（Ala-Mursula et al.，2005；Beckers et al.，2012；Joyce et al.，2010）。更准确地说，这项研究支持弹性工作时间的概念，即 Ala-Mursula 等人在工作时间可控性模型中提出的工作开始和结束时间。目前的研究还明确了对加班时间的控制，即员工有多大的可控性可能发挥不同的作用。例如，可以由员工提前安排和计划的加班产生的不利影响较小，而临时或紧急加班的不利影响要严重得多。似乎员工拥有的自主权越多，加班造成的不利影响就越小。Tucker and Rutherford（2005）的研究声称，加班的影响似乎取决于员工对加班时间长短和何时加班的控制程度。然而，本定性研究并没有识别出Worktime Control Model（工作时间可控性模型）的其他子维度，例如休息控制和工作日在工作周内的分布，这可能是因为参与者的工作中不具备时间弹性，或者参与者没有提及它们，因为访谈提纲没有关注工作时间控制。

此外，本研究强调自愿或强制加班是导致不同影响的一个特定因素，这与之前有限的研究结果一致。这项研究表明，与自愿加班相比，强制加班会引起更严重的负面情绪，如怨恨、压力、厌恶、焦虑和疲劳。Ota et al.（2005）指出自愿和强制是加班控制的两个相反极点；非自愿加班员工的疲劳程度较高，满意度较低，补偿可能会在某种程度上减少强制加班的不利影响。目前的研究发现，影响自愿加班意愿的三个因素是：加班计划的自主性、合理适度的加班和适当的补偿。强制性加班是由于员工无法控制的紧急任务、高工作量、持续和高强度加班以及不合理的奖励造成的。Watanabe and Yamauchi（2016）发现了自愿加班的两个原因：内在动机和外在动机；以及非自愿加班的两个原因：工作量和遵从。这与本研究的结果一致，即奖励可能会刺激员工自愿加班；持续和高强度的加班以及文化影响似乎促使员工非自愿加班。

在奖励方面，本研究中的一些参与者获得了特定的加班补偿。本研究发现，即使一些参与者获得了加班补偿，但他们认为补偿不足以支付他们在加班工作中投入的额外努力。在某些情况下，加班可能没有具体的补偿，而是根据工作产出或绩效给予整体奖励。相反，即使一些参与者没有得到特定的加班费的补偿，但与包括加班在内的付出的努力相比，他们对工作中的整体奖励感到满意。因此，考虑到这些情况，除了衡量加班补偿之外，加班研究中最有影响力的模型之一是 Siegrist（1996）的付出—回报失衡模型（Effort-Reward Imbalance Model），本研究的结果在很大程度上支持该模型。简言之，该模型研究了付出的努力与工作中获得的回报之间的平衡，将其分为三个层次：付出大于回报、付出与回报平衡、付出小于回报，这在以前的研究中被广泛使用和研究（de Jonge et al.，2000；Li et al.，2005）。

该模型与当前的研究相关，因为在加班情况下付出—回报失衡尤其会引起压力和不满。这项研究表明，员工是否能够在付出的努力和工作中获得的回报之间感到平衡，对加班的影响有很大的作用。当员工感到不平衡时，会产生不良影响，包括出现不良情绪、动力下降、工作投入减少和离职意愿增加；相反，当员工感知到努力和奖励之间平衡状态时，他们会更少反对加班，并且在加班工作中表现出更少的负面情绪。这些发现与之前的研究一致：先前的研究还表明，付出—回报失衡会对心理健康（Kinman & Jones，2008）和组织行为结果（Ulrich et al.，2005）产生负面影响。Bell et al.（2000）发现，获得更高工资的员工在工作中投入的精力和时间多于规定的工作时间，而没有奖励的加班与工作效率呈负相关。

目前的研究还强调，在强制加班的情况下，付出—回报失衡的负面影响将会加剧，这与 Van Der Hulst 和 Geurts（2001）的研究结果一致，该研究发现工作中低回报的负面影响会随着强制加班的实施而增加。就奖励类型而言，提到了经济补偿、时间补偿以及职业晋升或学习机会。本研究中员工对加班奖励有不同的偏好，工作中实际得到的奖励和偏好的奖励的一致性是否会产生显著不同的影响有待进一步研究。

最后，这项研究发现了几种解决加班挑战的方法，尽管参与者并未广泛提及该主题。从实际和情感的角度来看，有两种方法可以改善加班条件。在实际方法中，可以从个人和组织两个方面来实现改进。在以往的研究中，"组织方面"主要关注工作时间自主安排（Ala-Mursula et al.，2005；Geurts et al.，2009）和加班薪酬的改善（Huang，2016；Ota et al.，2005；Westover & Taylor，2010）。然而，"个人方面"在以前的研究中很少被调查。在情感方面，本研究提出了内部自我调整和外部社会支持相关的解决方案。这一发现支持了先前调查社会支持对工作条件的一般和积极影响的研究（如 Moen et al.，2011；Pomaki & Maes，2002；Vancouver，2000），但在先前的研究中缺乏对自我调节的调查。

总体而言，这项研究发现，个人原因导致的加班似乎产生较小的负面态度，如工作中个人技能的缺乏或个人问题的干扰。该研究还表明，工作时间和加班的自主权以及适当的奖励会引起自愿加班，并进一步减少负面情绪和影响。反之，高强度、不受个人控制的加班，以及不合理的奖励，会导致非自愿加班，并进一步导致负面影响加剧。

三、优势和局限

这项定性研究提供了中国 IT 行业员工加班经历的详细信息，尽管加班现象在 IT 行业很普遍，但在以往的研究中很少对此进行调查。此外，中国对加班的研究相对较少，大多数对于加班的研究集中在西方国家。通过访谈，深入调查了 IT 行业员工的加班经历、感受和影响。开放式问题允许参与者自发地回答。此外，采访是通过在线视频聊天进行的，这使研究人员能够获得视觉线索，及时捕捉到受访者的表情变化，进一步避免了采访过程中的胁迫感，避免了尴尬。

这项研究提供了加班影响的综合情况，包括健康、生活和与组织行为的结果。这项定性研究的结果将指导定量研究进一步研究加班与这些变量之间的关系，并有利于对所研究现象进行一般化概括。关于计划内与计划外（紧急加班）的态度和影响，为加班研究领域提供了新的见解。然而，采访的参与者数量相对较少，这是本研究的一个弱点。也可能存在一些选择偏差，因为与没有回复或拒绝参与访谈的员工相比，同意参与访谈的员工可能具有不同的特征和经验。此外，参与者的"心理健康"问题是通过将参与者描述的现象与具体可识别的心理健康问题的学术定义相匹配来确认的，但是，这些分类可能精确度不高。例如，根据参与者的相关描述，很难区分或识别疲劳是精神疲劳还是身体疲劳。

四、新发现和研究意义

首先，目前的这项研究可能对学术领域做出了一些贡献。目前的研究结果表明，当前的西方理论和发现可能在某种程度上也适用于集体主义文化背景，但这一建议需要更多的研究来加强其有效性。本研究中发现的与工作相关的原因和文化影响在以往的研究中进行了调查，而本研究发现员工可能由于个人原因而加班，如能力和个人品质，这在以前的研究中很少涉及，个人原因似乎是一个需要进一步探索的新发现。这一新发现建议未来的研究广泛探讨个人原因导致的加班问题，因为这可能使员工对加班有不同态度和情绪，并进一步对员工造成不同程度的影响。例如，如果因工作之外的个人问题而导致工作中断，员工可能会自愿加班以完成当天的工作。如果员工的技能不足以完成当前的任务，他们可能会加班以提高自己的能力并完成工作。此外，对组织有高度责任感的员工可能会加班。

其次，就组织可能采取的改善加班情况和减轻加班负面影响的行动提出了一些建议。其中包括鼓励组织改进战略规划，以减少临时加班。员工可能因工作中缺乏有效的技能而加班，这意味着工作无法在分配的时间内完成；在这种情况下，组织应为员工提供培训机会，以提高工作中所需的特定能力或技能。员工在工作日可能会因个人问题而加班，在这种情况下，工作时间的灵活性将有利于员工根据自己的情况调整工作时间，防止疲劳。因此，后续的研究需进一步调查个人原因导致的加班，从而全面了解加班原因。

在控制方面，虽然在参与者的回答中，工作量控制没有像工作时间控制那样被频繁提及，但它被认为是可能导致加班并导致强制加班的潜在因素之一。建议未来的研究从各个方面调查与工作相关的控制。此外，这项研究表明，奖励可能会减少员工对加班的抱怨和负面情绪。员工对奖励持有不同的偏好，这表明组织应完善奖励制度以适当地奖励员工，并根据员工的需求进行奖励，以最大限度地发挥奖励的积极作用。

最后，这项定性研究为当前研究的下一阶段提供了一些指导。前两个研究目标是在研究开始时构思的，第三个目标是在分析访谈结果后产生的，即非自愿加班和自愿加班的影响。这项研究确定了导致自愿和非自愿加班的一些因素及其产生的影响。图 5-1 是影响自愿与非自愿加班的因素与潜在的不同结果之间的关系的可视化模型。

该模型表明，自愿加班的结果比非自愿加班要积极得多。这是当前研究中一个新的重要发现，它表明雇主需要关注促进自愿加班的因素，而不是依赖于强制员工加班。公司应进行战略规划并促进其员工的自主性和灵活性，以实现与自愿加班相关的积极的组织行为和个人表现。

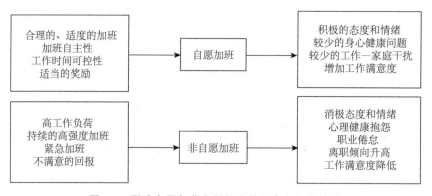

图 5-1 影响自愿与非自愿加班的因素和相关结果

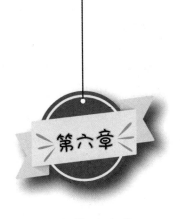

量化研究

第六章

第一节　概述及研究假设

本章报告了第二项研究的结果，该研究的重点是探讨加班时间与员工的心理健康、工作—家庭冲突和组织行为结果之间的关系，以及奖励、工作时间可控性以及自愿或非自愿加班在这些关系中的作用。员工在加班期间或之后遭受的心理健康问题有：抑郁、焦虑、压力，遭遇的身体问题有：疲劳和恢复困难。加班不可避免地会对员工的生活造成干扰，工作—家庭冲突是加班造成的另一大问题。特别是频繁的和紧急的加班对家庭和社会活动的干扰明显更大。如果员工对加班工作缺乏控制，负面影响就会加剧（Bohle et al.，2011）。

长时间工作不仅与不良的个人健康有关，也与不利的组织行为有关，例如，倦怠、离职意愿增加、旷工、组织承诺减少、低工作绩效和工作满意度。因此，本研究提出以下假设：

假设1：加班时间与心理健康问题、工作—家庭冲突和不良组织行为呈正相关。

先前的研究表明，加班及其影响之间的关系是复杂的，奖励和工作时间可控性可能会减少加班对员工的负面影响。此外，加班是自愿的还是强制的已被确定为与加班影响相关的另一个重要影响因素。工作要求、工作多样性和工作可控性等心理社会工作特征可能决定加班工作对员工的影响程度。与非疲劳加班员工相比，疲劳加班员工的工作条件较差，例如，工作要求高、工作控制力低（Beckers et al.，2008）。在职业健康方面，面临高要求但可支配资源较少的员工承受的工作压力更大（Bakker & Demerouti，2007）。高付出和低回报之间的不平衡会导致与工作相关的长期压力（de Jonge et al.，2000）。另外，工作中可利用的资源似乎使加班员工能够应对高工作要求，减轻工作压力、负面情绪、工作对家庭的干扰，并提高工作满意度。

正如第三章所讨论的，根据付出—回报失衡（ERI）模型和工作需求—资源（JD-R）模型，奖励和工作时间可控性被认为是调节加班对员工影响的两个因素。付出—回报失衡模型提出，员工期望他们在工作中付出的努力得到公平的回报或补偿，这被认为是一种社会交换过程。当员工在付出和回报之间感到平衡时，他们会愿意在工作中付出更多的努力，否则就会产生厌恶感，进一步诱发苦恼、忧虑和不满等情绪。因此，提出以下假设：

假设 2：与没有加班费的员工相比，有加班费的员工报告较少的健康问题和较好的组织行为。

假设 2a：与未得到充分奖励的员工相比，获得充分奖励的员工报告较少的健康问题和较好的组织行为。

先前访谈的结果表明，部分工作时间控制与加班员工的心理健康、工作与生活平衡以及组织行为结果有关。提前计划加班的高度自主性，减少了员工对加班的抗拒和生活中紧急加班造成的干扰。弹性工作时间使员工在前一天晚上加班后第二天开始工作的时间稍晚一些，这样他们就可以从加班的疲劳中得到相对较好的恢复。Takahashi et al.（2011）的研究表明，对日常工作时间的高度控制能显著减轻员工的抑郁症状。然而，就工作时间可控性而言，关于其子维度的研究结果，即控制休息时间和控制日常工作时间与身心健康、工作—家庭冲突和组织行为结果的关系仍然不清楚并且不一致。此外，以往的研究大多集中在单独的奖励或工作时间可控性的影响上，很少有研究调查奖励和工作时间可控性的组合效应，或它们与心理健康、疲劳、工作—家庭冲突以及组织行为结果的交互作用。因此，提出如下假设：

假设 3：相比于较低休息时间可控性的员工，较高或中等休息时间可控性的员工报告较少的健康问题、工作—家庭冲突和较好的组织行为。

假设 3a：相比于较低日常工作时间可控性的员工，较高或中等日常工作时间可控性的员工报告较少的健康问题、工作—家庭冲突和较好的组织行为。

假设 3b：休息时间可控性与性别和是否有需要照顾的老人或孩子的交互作用是显著的；较高的休息时间可控性对女性和有家属需要照顾的员工影响更大。

假设 3c：日常工作时间可控性与性别和是否有需要照顾的老人或孩子的交互作用是显著的；较高的日常工作时间可控性对女性和有家属需要照顾的员工影响更大。

假设 4：付出—回报失衡与工作时间可控性的交互作用显著增加了对健康问题、工作—家庭冲突和组织行为结果的解释；充分的奖励对工作时间可控性较低的员工的影响要大于具有中等或较高工作时间可控性的员工。

此外，员工是自愿加班还是强制加班似乎会对加班的影响产生不同的影响。自愿和非自愿加班之间的区别被认为是加班和良好感觉之间的重要调节因素（Kompier，2006）。先前的少量研究已经确定了一些可能与选择加班有关的因素，如更多的工作多样化和适当的补偿。Caplan and Jones（1975）指出，由于需要在给定的时间内完成的工作量不合适，因此发生了加班行为。Hackman（1992）声称，由于来自同事或主管的隐性压力，加班对员工产生了群体影响。在以前的研究中，内在动机和外在动机模型被广泛应用于解释工作投入（Amabile，1993；Nyambegera & Gicheru，2016；Van Yperen et al.，2016）。

然而，调查非自愿或自愿加班对员工心理健康、工作—家庭冲突和组织行为结果的影响的研究较少。Watanabe 和 Yamauchi 探讨非自愿和自愿加班对员工心理健康、疲劳、工作与非工作平衡以及工作投入的影响，发现非自愿加班的负面影响较大，而自愿加班的影响较小（Watanabe & Yamauchi，2016，2018，2019）。由于之前的研究很少对非自愿加班和自愿加班的维度进行调查，并且较少研究探索非自愿和自愿加班与心理健康、工作—家庭冲突和组织行为相关结果之间的关系，因此，提出以下假设：

假设 5：非自愿和自愿加班（工作量、遵从、外在动机和内在动机）显著影响员工心理健康、工作—家庭冲突和组织行为相关的结果。

假设 6：自愿加班与工作时间可控性呈正相关，与付出—回报失衡呈负相关；非自愿加班与付出—回报失衡呈正相关，与工作时间可控性呈负相关。

此外，定性研究的结果（见图 5-1）表明，付出—回报失衡可能会导致非自愿加班并进一步影响本研究中的结果变量，而工作时间可控性可能会导致自愿加班并进一步影响结果变量。中介模型旨在通过被称为中介的第三个变量的影响来探索和识别自变量和因变量之间的机制或过程。中介效应不是自变量对因变量的直接影响，而是自变量影响中介变量，中介变量又影响因变量。因此，本研究提出了两个中介假设：

假设 7：非自愿加班在付出—回报失衡与心理健康、工作家庭冲突、组织行为结果的关系之间起中介作用。

假设 7a：自愿加班在工作时间可控性与心理健康、工作家庭冲突、组织行为结果的关系之间起中介作用。

根据对本研究中影响加班与结果变量之间关系的潜在干预因素的文献回顾（第三章）以及定性研究的结果（第五章中的影响因素的第三主题），本研究检查奖励、工作时间可控性和自愿加班是否分别调节加班和结果变量（心理健康、工作—家庭冲突和组织行为结果）之间的关系。根据 Baron and Kenny（1986）的说法，当两个变量之间的关系取决于第三个变量，即调节变量时，就会出现调节效应。调节或相互作用的影响意味着调节变量（第三个变量）影响自变量和因变量之间关系的方向和/或强度。Andrew F Hayes（2017）描述了 X 对 Y 的影响随第三个变量 M（调节变量）而变化的函数情况。有三种调节机制，调节效应可能是：①增强，其中增加调节变量会增加预测因子（IV）对结果（DV）的影响；②缓冲，增加调节变量会降低预测因子对结果的影响；③对抗，增加调节变量会逆转预测因子对结果的影响。因此，提出以下调节效应假设：

假设 8：付出—回报平衡可以缓冲加班时间对心理健康、工作—家庭冲突和组织行为结果的影响。

假设 8a：对休息时间的控制可以缓冲加班时间对心理健康、工作—家庭冲突和组织行为结果的影响。

假设 8b：对日常工作时间的控制可以缓冲加班时间对心理健康、工作—家庭冲突和组织行为结果的影响。

假设 8c：自愿加班可以缓冲加班时间对心理健康、工作—家庭冲突和组织行为结果的影响。

就个人信息对心理健康的影响而言，先前的研究表明，性别差异可能会导致心理健康结果的差异，如抑郁（Kessler，2006；Parker & Brotchie，2010）、焦虑（Leach et al.，2008；McLean & Anderson，2009）和压力（Mirowsky & Ross，1995）。Nolen-Hoeksema and Hilt（2009）发现女性患抑郁的可能性是男性的两倍。Sloan and Sandt（2006）的研究同样指出女性患抑郁的风险高于男性。男性和女性似乎在压力方面会表现出不同的反应，也有不同的应对方式。一般而言，调查结果表明女性似乎比男性更情绪化，更不理性（Matud，2004）。大量的证据表明女性比男性更频繁地抱怨有睡眠障碍（Arber et al.，2009；Lu et al.，2005）。

在工作—家庭冲突方面，以前的研究表明，女性似乎比男性更容易遭受工作—家庭冲突（Duxbury et al.，1994；Duxbury & Higgins，1991）。然而，Byron（2005）对影响工作—家庭冲突的前因因素的一项元分析表明，人口特征，如性别、婚姻状况和收入，与工作—家庭冲突的相关性较弱，作为工作—家庭冲突的预测指标较差。

在组织行为结果方面，实证研究和理论文献综述表明，有关人口统计学因素与员工工作满意度的证据并不一致。Clark et al.（1996）提出收入与工作满意度没有显著的关联，因为长时间的工作可能会降低工作满意度。收入似乎与离职倾向没有直接关系，而员工在工作中感知到的平等或不平等以及程序公平可能会影响他们的离职倾向。因此，为了尽量减少混杂变量的影响，本研究将个人信息作为潜在的控制变量，包括性别、年龄、婚姻状况、需要照顾者的情况、受教育水平和收入。

第二节　研究方法

一、研究对象和数据收集

研究对象是中国 IT 行业，在近 6 个月内有加班经历的员工。参与者需是目前受雇于一家 IT 公司并全职工作，而兼职员工被排除在外，因为加班时间被认为是本研究中的一个影响因素。参与者可以是公司任何职位的员工。

本研究的定量阶段基于在线问卷调查。有中文版本的问卷直接采用中文版本，英文版本的问卷根据 Brislin（1980）和 Maneesriwongul and Dixon（2004）的建议，进行"前后"翻译，即研究人员和另一位心理学专业人士翻译这些问卷，并提供一个临时版本，之后，它被翻译回英文，并经过仔细的文化适应考量，确定最终版本。

定量研究的阶段使研究人员能够探索变量之间的定量关系并验证定性研究的结果（Bernard，2011）。考虑到理论和现实，样本目标设定为 300。根据 Kreft et al.（1998）的建议，多层次模型中较高层次变量的最小规模为 20。本研究中，有两个可能的调节变量：工作时间可控性和奖励，它们有 6 个子维度，假设中等效应大小为 0.15、显著性水平为 0.05，达到 80% 的统计功效建议的最小样本量为 120。然而，Field（2009）表明，对于统计分析，数据越多越好。因此，考虑到中国 IT 行业加班员工的可获得性，此样本目标在当前研究中是合适的。

通过邮件的方式邀请中国 IT 行业五个公司的员工参与在线问卷调查，在问卷调查开始前，附有一份参与者同意书，告知参与者将参与研究的内容、回答的匿名性和保密性，以及一旦提交数据将无法撤回的情况。最终，共有 265 名参与者完成了在线问卷调查，总回复率为 22.3%。尽管回复的数量没有达到我们的预期，但这个数量足以进行本研究中最复杂的分析。

二、研究工具

问卷的设计主要基于定性研究的结果以及广泛的文献回顾。本节介绍了问卷的组成部分及其是如何产生的。量表的选择主要基于可靠性、长度和对中国员工的适用性。问卷的信度是衡量问卷质量的一种方式。为了得到有效的结果，首先测量必须是可靠的。由于本研究涉及多个因变量，因此选择了每个量表的简短版本，以缩减整个问卷的长度。Rolstad et al. (2011) 和 Smith et al. (2003) 都提出较长的问卷调查的回复率可能低于较短的问卷调查。由于本研究是在中国文化背景下进行的，因此考虑了在西方背景下被广泛使用的量表是否适合中国环境。问卷分为以下九个部分（见附录 4）。

（一）人口统计

该部分用于收集个人和工作人口统计学信息，包括性别、年龄、婚姻状态、需照顾的家属情况、教育水平和收入水平。先前的研究表明，这些人口统计学信息可能与加班及其影响有关。

（二）加班信息

第一个问题是参与者在过去六个月内是否有过加班经历，因为本研究的重点是围绕加班的相关问题，所以，如果参与者回答"否"，调查将就此结束，并感谢他们的参与，如果参与者回答"是"，他们可以继续作答。此外，收集员工每周的加班时间。加班时间包括在家中进行的加班，但不包括通勤时间。通过测量每周的加班时间来衡量总加班时间，这一方法在之前的研究中被广泛使用（Beckers et al.，2004；Gralla et al.，2016）。

在加班时间方面，尽管通过自述报告测量的可靠性受到许多研究者的质疑，但它仍然是最流行的方法，原因如下：首先，有时研究者无法从公司获得员工加班时间的数据；其次，在一些公司，没有记录加班时间的相关信息，因为其对工作的评估是基于工作绩效或产出，而不是员工的加班时间；最后，从员工那里获取的数据可能更准确，因为有些加班是在家中而不是在工作场所进行的。此外，Spector（2006）提出，使用自我报告的方法测量数据本质上不会导致共同方法偏差的问题。

（三）工作奖励

这部分衡量对加班工作的特定奖励以及对工作投入的整体奖励。

1. 加班补偿

该量表衡量员工是否有特定的加班补偿。例如："你的加班时间是否得到了特定的补偿?"回答类别是：①"我的加班时间没有得到补偿"；②"是的，时间和金钱上的补偿"；③"是的，只有时间上的补偿"；④"是的，仅有金钱上的补偿"。这个变量被重新分为两组：①无补偿组（初始回答 1）；②有补偿组（初始回答 2、3、4）。根据 Beckers et al.（2008）的研究，时间和金钱的补偿是衡量的两个要素。

2. 付出—回报失衡（ERI）

付出—回报失衡问卷旨在测试付出—回报失衡模型（Siegrist，1996，1998）。该模型可以合理地应用于加班情况，因为加班需要付出额外的努力，然而可能获得或得不到时间/金钱的补偿。

本研究使用李健博士修订的中文版 ERI 问卷。该量表包括 23 个项目，其中 6 个项目用于衡量努力程度，11 个项目用于奖励（包括自尊、金钱和地位奖励），还有 6 个项目用于测量过度承诺。付出、奖励和过度承诺的题目包括："我常常不得不加班""就我付出的努力与既有的成就而言，我有恰当的工资收入""我早上一起床就会开始想着工作上的事"。此量表已被证明具有良好的心理测量特性（Siegrist et al.，2004）。所有项目均采用四分制评分，从 1（完全不同意）到 4（完全同意）。得分越高表示付出、回报和过度承诺越高（Cronbach's α：付出＝0.83；回报＝0.88；过度承诺＝0.92）。付出/回报比（付出/回报比＝付出分数/回报分数）＞1 表示付出大于回报；＜1 表示回报多于付出；＝1 表示付出等于回报。付出/回报的比率越高，压力越大（Li et al.，2005）。本研究使用了 ERI 比率的两种形式：分类值（比率＞1 和比率≤1）以及该比率的连续值。

（四）工作时间可控性

本研究中使用的工作时间可控性量表来自 Ala-Mursula 等人（2005）的量表。该量表包括 7 道题，从两个方面进行测量：对日常工作时间的控制（control over daily hours）和对休息时间的控制（control overtime off），包括弹性工作时间（flextime）、日程控制（schedule control）、休息控制（break control）和休息时间控制（leave control）。例如："您在多大程度上可以决定工作日的开始和结束时间？"和"您在多大程度上可以决定在工作时间休息一会？"每个项目的回答采用五分制（1 为非常少，5 为非常多）。该量表具有良好的内部一致性，Cronbach's α 为 0.82。该量表或修改后的项目在以往的研究中被广泛使用（如 Geurts et al.，2009；Takahashi et al.，2011；Vahtera et al.，2010），因为它不仅可以测量总体工作时间可控性，还可以测量工作时间可控性的各个维度。计算每个量表得分的平均值并将其分为三个水平：低、中、高。

（五）心理社会因素

本研究采用 Watanabe 和 Yamauchi（2016）的量表，从四个子维度衡量加班控制，即由于工作量和遵从导致的非自愿加班、由于外在动机和内在动机导致的自愿加班。然而，由于原始问卷是为衡量护士的加班控制而设计的，有些题目与护士的具体工作情况有关，因此原始量表不能直接应用于本研究，对第 1 至 7、13 至 15 和第 19 题进行了修改以适应当前研究对象，第 8 至 12 和第 16 至 18 题保留了原题目。例如：原始量表中的"我不得不加班，因为病房要做的工作太多"被修改为"我不得不加班，因为在规定的时间内有很多工作需要完成"；"由于病人情况突然恶化或紧急入院，我不得不加班"被改为"由于工作时间中其他事情的干扰导致我不得不加班"。

（六）心理健康

本研究使用中文版 DASS-21 量表（Depression Anxiety Stress Scale）。DASS-21 是包含 21 个项目的测量工具，用于评估当前（"过去一周"）抑郁、焦虑和压力的症状。三个量表各包含 7 道题目，采用四级评分综合测量个人在过去一周内经历每个项目的严重程度或频率，从 0（根本不符合我的情况）到 3（与我的实际情况非常相符）。计算每个量表的总分，分值越高代表问题越严重。中文版 DASS-21 量表得到了充分和适当的翻译和改编，前人的研究在很大程度上证明了其跨文化的可靠性（Chan et al.，2012；Wang et al.，2016）。其内部一致性系数 Cronbach's α：抑郁、焦虑和压力分量表分别为 0.83、0.80 和 0.82，总分量表为 0.92。

（七）疲劳

定性访谈的结果表明，疲劳是加班产生的另一重要影响因素。本研究采用职业性疲劳衰竭恢复量表（Occupational Fatigue Exhaustion Recovery）来衡量工作中的疲劳，该量表包含三个分量表，从不同方面全面衡量疲劳，即慢性疲劳（Chronic Fatigue，CF）、急性疲劳（Acute Fatigue，AF）和轮班间恢复（Inshift Recovery，IR），每个分量表有 5 个项目，采用李克特七点评分法，从 0（完全不同意）到 6（完全同意）。每个分量表的总和除以 30 再乘以 100 得到 0 到 100 之间的可比分数（Winwood et al.，2006）。该量表已经在不同人群中进行了测试，具有稳固的心理测量特性，并且不受性别差异的影响。本研究中 CF、AF 和 IR 的 Cronbach's α 分别为 0.81、0.83 和 0.73。

连续加班可能导致慢性疲劳，而紧急或临时加班通常伴随急性疲劳。此外，员工可以在多大程度上从轮班中恢复是一个重要问题。根据 Meijman et al.（1998）的付出—恢复模型，加班工作对员工心理健康可能产生的不利影响取决于工作期间或工作后的恢复质量。

（八）工作—家庭冲突（**Work Family Conflict**）

本研究使用了 Carlson et al.（2000）的工作家庭冲突量表。工作—家庭冲突是一个双向结构，由工作对家庭的干扰（Work Interfering with Family，WIF）和家庭对工作的干扰（Family Interfering with Work，FIW）组成。每个方向包含三种形式，即基于时间、基于压力和基于行为的工作家庭冲突。采用五级评分，从 1（完全不同意）到 5（完全同意），分值越高代表冲突越大。在本研究中，测量了工作对家庭的干扰（Cronbach's α＝0.75），因为本研究的重点是加班对家庭的影响。例如，对于基于时间的 WIF："我必须投身于工作的时间阻碍我同等地参与家庭的责任和活动"；基于压力的 WIF："当我下班回家，我经常如此情绪低落以至于它阻碍我为我的家庭做出贡献"；以及基于行为的 WIF："我在工作中使用的问题解决的行为在解决家庭问题时没有成效。"

（九）组织行为

1. 工作满意度

本研究侧重于调查员工对其工作的总体满意度，采用 Brayfield and

Rothe（1951）开发的工作满意度量表进行评估。该量表含有 5 道题目，例如："我对目前的工作感到非常满意"和"大部分时候我对工作是充满热情的"。采用五级评分，从 1（完全不同意）到 5（完全同意），分值越高代表对目前的工作越满意。在本研究中，其内部一致性系数 α 为 0.90。此外，该量表的中文版表现出令人满意的内部一致性，并且与表面行为呈负相关（Cheung & Tang，2010）。该量表是工作满意度领域中被引用次数最多的量表之一（超过 2500 次引用），并且在当前的研究中也被广泛使用（例如 Barnes et al.，2017；Huang，2016）。

2. 离职倾向

通过 Richter（1999）的单项测量来评估："自从你加入公司以来，是否有认真考虑过离职的时候？"选项为："是的，没有任何改善""是的，但现在没有了""没有"。该题目指的是一种"内心辞职"的现象，被认为是预测一个人离开公司意图的高度相关指标。为了获得逻辑回归分析的二元变量，将离职倾向分为是（"有，但没有任何改善"）和否（由"有过，但现在没有了"和"没有过"组成）。

3. 敬业度

在本研究中，敬业度是一种与工作相关的积极成就状态，使用 Schaufeli et al.（2006）的 UWES-9 量表进行测量。该量表由三方面构成，即活力、奉献和专注，每部分有三道题目，采用七点评分法，从 0（从不）到 6（总是）。该量表被认为是一种可靠和有效的评估工具，并被翻译成各种语言版本。在 9 个国家样本中，所有项目的 Cronbach α 从 0.85 到 0.94（中位数：0.91），整个数据库的 α 为 0.90（Schaufeli & Bakker，2003）。

三、数据分析

定量数据分析是通过 SPSS for Windows 24 版本进行的。对数据先进行初步分析，包括评估缺失值和异常值以及计算各变量得分。首先，使用描述性统计来呈现个人信息和加班信息；通过相关分析以检验 H1 和 H6（此处，ERI 用作连续比率）；独立样本 t 检验和卡方检验用于检验 H2（卡方检验离职倾向、独立样本 t 检验用于其他因变量）。分层多元回归分析用于评估 H2a、H3、H3a、H3b、H3c 和 H4。在这些回归分析中，ERI 是一个分类自变量，付出小于或等于奖励被认为是充分的奖励，而付出大于奖励（参照组）被认为是不充分的奖励；比较了因变量（H2a）中获得充分奖励的员工和奖励不足的员工之间的差异。其次，分别从休息时间控制和日常工作时间控制两个维度对工作时间可控性进行调查，以低控制为参照组，将可控性分为低、中和高三个水平。比较了两个维度在三水平之间的差异（H3 和 H3a）。同时探讨了性别和受照顾人情况与工作时间可控性两个维度的交互作用（H3b 和 H3c）。再次，研究了付出—回报失衡和工作时间可控性对因变量的组合效应以及二者的交互作用（H4）。最后，调查了非自愿（包括工作量和遵从）和自愿加班（包括外在动机和内在动机）在每个因变量中的解释作用（H5）。

此外，使用 SPSS PROCESS 程序进行中介效应分析，以检验假设 H7 和 H7a。中介变量解释了预测变量和结果变量之间的关系。也就是说，不是自变量 X 直接影响因变量 Y，而是 X 影响中介变量 M，M 反过来影响 Y。因此，X 对 Y 的影响通过中介变量 M 起作用。Baron and Kenny（1986）提出的各路径分析已经过时，不适用于现代的中介实践。因此，现在中介效应分析不再依赖于 Baron 和 Kenny（1986）描述的中介模型中各个路径的统计显著性标准，以评估变量 M 是否充当 X 和 Y 之间关系的中介，应估计间接影响（Darlington & Hayes，2016；Hayes，2009；A. F. Hayes，2017）。因此，当间接效应置信区间（CI）不包含零时，中介效应被确定为显著。

为了了解 M 在 X 和 Y 之间的中介效应的性质，检查了 X 和 Y 之间的关系是否完全或部分由中介变量解释。完全中介是指在 M 被控制后 X 对 Y 的直接影响在统计上不显著的情况。部分中介是指 X 对 Y 的影响在很大程度上减少但在包括中介变量时仍具有统计显著性的情况（Preacher & Hayes，2004）。

此外，就效应量而言，Wen and Fan（2015）对 Kappa-Squared 作为中介效应量提出质疑，他们表明，在介绍 Kappa-Squared 的文章中描述的最大可能间接效应的推导包含数学错误。他们声称，测量 PM 值（间接效应与总效应的比率）似乎更适合基本中介模型。因此，本研究报告了中介模型的效应量 PM 值。

本研究分析了付出—回报失衡通过非自愿加班对因变量的间接影响，以及工作时间可控性通过自愿加班对因变量的间接影响。在这里，ERI 比率是一个连续变量，工作时间可控性是对休息时间时间的控制和对日常工作时间的控制的总体得分。为了正式测试中介效应，从 5000 个样本中使用 bootstrap 偏差校正法计算 95% 的置信区间和标准误差（MacKinnon et al.，2004）。

最后，使用 SPSS PROCESS 程序进行调节效应回归分析，以检验假设 H8、H8a、H8b 和 H8c。调节意味着一种交互作用，引入调节变量（M）会改变两个变量之间关系的方向或大小。调节变量解释自变量（X）和因变量（Y）何时相关。调节变量被假定在三种机制中发挥作用：调节效应可能是：①增强，加入调节变量会增加自变量对因变量的影响；②缓冲，加入调节变量会降低自变量对因变量的影响；③对抗，加入调节变量会改变自变量对因变量的影响方向（Hayes，2013）。

当存在显著调节作用时，通过简单的斜率分析来检验显著交互作用的方向。当 X 和 M 都是连续变量时，简单斜率分析用于解释交互作用效应。进行条件效应分析以确定调节变量低水平（低于平均值 1 SD）、中等水平（处于平均值）和高水平（高于平均值 1 SD）在 X 低水平（低于平均值 1 SD）、X 中等水平（在平均值处）和 X 高水平（高于平均值 1 SD）与 Y 的关系。此外，Johnson-Neyman 技术（区域性显著），在调节变量 M 值上，X 对 Y 的影响在选定的 α 显著性水平上在统计显著和不显著之间的转变。这些值（如果存在）沿着由 M 测量的连续统一体划定了 X 对 Y 影响的区域性显著（Bauer & Curran，2005）。采用逻辑回归分析评估离职倾向。为了避免与交互作用的多重共线性的潜在问题，X 和 M 采用均值，并且创建了 X 和 M 的交互项。

首先，在付出—回报失衡方面，评估了加班时间和付出—回报失衡之间的交互作用是否对因变量的解释占很大比例。换言之，加班时间对付出小于或等于回报的员工的负面影响是否小于付出大于回报的员工。这种相互作用是付出大于回报组和付出小于或等于回报组在加班时间斜率的差异（假设 H8）。

其次，在工作时间可控性方面，探讨了加班时间与控制休息时间和控制日常工作时间之间的交互作用是否显著增加了对因变量的解释。换言之，加班时间对休息时间和日常工作时间控制程度高或中等的员工的负面影响是否小于对休息时间和日常工作时间控制程度低的员工的负面影响。

交互作用是加班时间如何基于对休息时间的控制水平和对日常工作时间的控制影响因变量（假设 H8a 和 H8b）。

最后，在自愿加班方面：探讨加班时间与自愿加班之间的交互作用是否显著增加了对因变量的解释。换言之，加班时间对自愿加班水平高的员工的负面影响是否小于自愿加班水平低的员工。交互作用是指加班时间如何基于自愿加班水平影响因变量（假设 H8c）。

第三节　研究结果

该部分分为四部分：①个人人口统计和加班信息；②三个影响因素，即奖励、工作时间可控性以及自愿和非自愿加班对心理健康、工作—家庭冲突和组织行为结果的影响；③非自愿加班对付出—回报失衡与因变量关系间的中介作用；自愿加班对工作时间可控性与因变量关系的中介作用；④奖励、工作时间可控性和自愿加班对加班时间与心理健康、工作家庭冲突和组织行为结果之间关系的调节作用。

用 G-POWER 对独立样本 t 检验进行了功效分析（power analysis），以确定使用 0.05 显著性水平的双侧检验、0.8 的统计功效、0.5 的中等效应值大小需要的样本量（Faul et al.，2007）。基于上述假设，进行独立样本 t 检验所需样本量为 118。本研究中的样本量 265 足以进行独立样本 t 检验分析。此外，对根据有加班费和无加班费分为两组的所有因变量（离职倾向二分变量除外）进行了正态性检验，结果表明，被测变量均符合渐近正态分布。

同样，对多元回归进行了功效分析，以确定使用 0.05 显著性水平的双侧检验、0.8 的统计功效、0.15 的中等效应量大小以及 13 个预测因子（最复杂分析时的因子数）所需的样本量（Faul et al.，2009）。基于上述假设，进行多元回归分析所需样本量为 131，本研究的样本数量满足该要求。

对数据进行初步分析以进行回归分析，包括线性关系、方差齐性、残差正态性、误差独立性、多重共线性以及异常数据。通过预测值与标准化残差的双变量散点图测试线性关系。对回归残差图的目视检查评估方差的同质性，标准化残差均匀随机分布。生成并检查了标准化残差的正态概率图。尽管有一些细微的偏差，但这些图近似于对角线。这些轻微的偏差被认为是可以接受的，并没有严重偏差。进行 Durbin-Watson 测试以评估误差独立性以及不存在自相关。根据 Field（2013）的建议，值为 2 时表示残差不相关，本研究中值的范围为 1.82～2.25，都在 2 左右。

此外，进行了多重共线性检验。计算和审查方差膨胀因子（VIF），以确认或消除预测变量之间的任何共线性风险。回归分析显示 VIF 值在 1.07～5.33，所有值均低于建议的公差阈值 10（Field，2013）。根据标准化残差（大于 2 或小于 −2）、杠杆值 [大于 $(2k+2)/n$] 和库克距离（$4/n$）确定有影响的数据。这里 k 是预测变量的数量，n 是观察的数量（Belsley et al.，2005；Bollen & Jackman，1990）。进行敏感性检验，以比较排除和包含有影响的数据是否对回归模型产生显著影响（如截距和显著性）。结果表明，尽管异常值影响了系数的值，但变化并不显著，因此没有足够的理由排除这些有影响的数据。

表 6-1 总结了研究假设，并指出了每个假设是否得到支持。

表 6-1 研究假设及相关结果

研究假设	结果
假设 1：加班时间与不良健康问题、工作—家庭冲突以及不良组织行为结果呈正相关	部分支持：加班时间与一些不良的健康问题（慢性疲劳、急性疲劳、恢复）和工作—家庭冲突相关，但与抑郁、焦虑和压力以及组织行为（工作满意度、离职倾向和工作投入）无关
假设 2：与无加班补偿的员工相比，有加班补偿的员工报告的健康问题更少，工作—家庭冲突更少，组织行为结果更好	部分支持：有加班补偿的员工比没有加班补偿的员工报告了更少的压力和较高的恢复水平，但没有报告更少的抑郁、焦虑、工—家庭冲突以及更好的组织行为（工作满意度、离职倾向和工作投入）

研究假设	结果
假设 2a：与未得到充分奖励的员工相比，获得充分奖励的员工报告的健康问题更少，工作—家庭冲突更少，组织行为结果更好	几乎完全支持：获得充分奖励的员工比未获得充分奖励的员工报告的健康问题（抑郁、焦虑、压力、慢性疲劳和急性疲劳）更少，工作—家庭冲突更少，组织行为更好（工作满意度、离职倾向和工作投入）
假设 3：对休息时间控制程度高和中等的员工比对休息时间控制程度低的员工报告的健康问题更少，工作—家庭冲突更少，组织行为结果更好	完全支持：对休息时间控制程度高和中等的员工比对休息时间控制程度低的员工报告更少的健康问题（抑郁、焦虑、压力、慢性疲劳、急性疲劳和更好的轮班恢复）、更少的工作—家庭冲突和更好的组织行为结果（工作满意度、离职倾向和工作投入）
假设 3a：对日常工作时间控制程度高和中等的员工比对日常工作时间控制程度低的员工报告的健康问题更少，工作—家庭冲突更少，组织行为结果更好	几乎完全支持：对日常工作时间进行高度和中等控制的员工报告的健康问题更少（抑郁、焦虑、压力、慢性疲劳、急性疲劳和更好的轮班间恢复）、更少的工作—家庭冲突和更好的组织行为（工作满意度和工作投入），但未报告更低的离职倾向
假设 3b：对休息时间的控制与性别和受照顾人状况对健康问题、工作—家庭冲突、组织行为的交互作用显著；高水平的休息时间可控性对女性和有家属需要照顾的员工产生更大的影响	部分支持：在抑郁、慢性疲劳、急性疲劳、工作—家庭冲突、工作满意度和离职倾向方面，休息时间可控性对女性的影响大于男性，但在焦虑、压力、轮班恢复或工作投入方面没有影响；休息时间可控性对有家属需要照顾的员工的影响比没有家属需要照顾的员工在抑郁、焦虑和压力方面的影响更大，但在慢性疲劳、急性疲劳、轮班间恢复、工作—家庭冲突或组织行为结果方面没有影响

研究假设	结果
假设3c：对日常工作时间的控制与性别和受照顾人状况对健康问题、工作—家庭冲突、组织行为的交互作用显著；高水平的日常工作时间可控性对女性和有家属需要照顾的员工产生更大的影响	部分支持：在工作—家庭冲突和工作满意度方面，控制日常工作时间对女性的影响大于男性，但在心理健康问题（抑郁、焦虑和压力）、慢性疲劳、急性疲劳、轮班间恢复或离职倾向和工作投入方面没有影响；这项研究没有发现对日常工作时间的控制与受照顾状态对所有因变量的交互作用
假设4：付出—回报失衡与工作时间可控性的交互作用显著增加了对健康问题、工作—家庭冲突和组织行为的解释；充分的奖励对工作时间可控性低的员工的影响要大于对工作时间可控性高或中等的员工	部分支持：在焦虑、整体心理健康和工作满意度方面，充分的奖励对工作时间可控性较低的员工的影响大于对工作时间可控性高或中等的员工的影响，但在抑郁、压力、慢性疲劳、急性疲劳、轮班间恢复、工作—家庭冲突以及离职倾向、工作投入方面没有影响
假设5：非自愿和自愿加班（工作量、服从、外在动机和内在动机）显著影响健康、工作—家庭冲突和组织行为结果	完全支持：非自愿和自愿加班显著影响健康（抑郁、焦虑、压力、慢性疲劳、急性疲劳和轮班恢复）、工作—家庭冲突和组织行为结果（工作满意度、离职倾向和工作投入）
假设6：自愿加班与工作时间可控性呈正相关，与付出—回报失衡呈负相关；非自愿加班与付出—回报失衡呈正相关，与工作时间可控性呈负相关	完全支持：自愿加班与工作时间可控性呈正相关，与付出—回报失衡呈负相关；非自愿加班与付出—回报失衡呈正相关，与工作时间可控性呈负相关
假设7：非自愿加班调节付出—回报失衡对心理健康、工作—家庭冲突和组织行为结果的影响	几乎完全支持：非自愿加班可以调节付出—回报失衡对心理健康（抑郁、焦虑、压力）、慢性疲劳、急性疲劳、工作—家庭冲突、工作满意度的影响，但对轮班间恢复和工作投入没有影响

研究假设	结果
假设7a：自愿加班调节工作时间可控性对心理健康、工作—家庭冲突和组织行为结果的影响	几乎完全支持：自愿加班可以调节工作时间可控性对心理健康（抑郁、焦虑、压力）、慢性疲劳、急性疲劳、工作—家庭冲突、工作满意度和工作投入的影响，但对轮班间恢复没有影响
假设8：付出—回报平衡缓冲加班时间对心理健康、工作—家庭冲突和组织行为结果的影响	付出—回报平衡可以缓冲加班时间对工作满意度的影响，但不影响心理健康（抑郁、焦虑、压力）、慢性疲劳、急性疲劳、轮班间恢复、工作—家庭冲突、离职倾向和工作投入
假设8a：对休息时间的控制可以缓冲加班时间对心理健康、工作—家庭冲突和组织行为结果的影响	部分支持：对休息时间的控制可以缓冲加班时间对焦虑、压力、急性疲劳、轮班间恢复、工作—家庭冲突和工作满意度的影响，但对抑郁、慢性疲劳、离职倾向和工作投入没有影响
假设8b：对日常工作时间的控制可以缓冲加班时间对心理健康、工作—家庭冲突和组织行为结果的影响	部分支持：对日常工作时间的控制可以缓冲加班时间对焦虑、压力、工作—家庭冲突和工作满意度的影响，但对抑郁、慢性疲劳、急性疲劳、轮班间恢复、离职倾向和工作投入没有影响
假设8c：自愿加班可以缓冲加班时间对心理健康、工作—家庭冲突和组织行为结果的影响	几乎完全支持：自愿加班可以缓冲加班时间对心理健康问题（抑郁、焦虑、压力）、慢性疲劳、急性疲劳、轮班间恢复、工作—家庭冲突、工作满意度和工作投入的影响，但不影响离职倾向

一、人口统计学信息和加班信息

（一）人口统计学信息

表6-2说明了参与调查者的个人人口统计学信息，包括性别、年龄、婚姻状况、受抚养人情况、受教育水平和收入水平。参与调查的加班员工包括144名男性和121名女性，年龄范围为21～52岁，大多数研究对象

的年龄为21～30岁（46.0％）和31～40岁（41.1％）。超过一半的研究对象处于已婚状态，并且有需要照顾的家属。大约三分之二的研究对象拥有学士学位，其余拥有硕士学位。研究对象的收入范围为1000元到20000元（中位数＝6000，四分位距＝4000－8000）。

表6-2 研究对象个人信息统计表

个人信息		n（百分比/％）
性别	男	144（54.3）
	女	121（45.7）
年龄	21～30岁	122（46.0）
	31～40岁	109（41.1）
	41～50岁	33（12.5）
	51～60岁	1（0.4）
婚姻状况	单身	89（33.6）
	已婚	157（59.2）
	同居	14（5.3）
	离异	4（1.5）
	丧偶	1（0.4）
是否有家属需要照顾	是	151（57.0）
	否	114（43.0）
学历	本科	168（63.4）
	研究生	97（36.6）
收入水平	低于3000元	38（14.3）
	3000～5000元	88（33.2）
	5001～7000元	49（18.5）
	7001～9000元	59（22.3）
	高于9000元	31（11.7）

表6-3显示了按性别划分的婚姻状态、受抚养人情况、受教育水平和收入水平的信息。大约一半的女性已婚，而已婚男性的比例更高（66.7％）。有家属需要照顾的男性比例高于女性，分别为59.7％和53.7％。女性和男性

在受教育程度上的差异很小。在较低收入水平（3000～5000 元），女性多于男性（41.3% vs.26.4%），在较高收入水平（9000 元以上），男性多于女性（18.1% vs.4.1%）。此外，通过独立样本 t 检验来比较男性和女性的收入。平均而言，男性的收入（$M=6523$，$SD=20.69$），显著高于女性的收入（$M=5436$，$SD=14.37$），t（254.4）$=3.25$，$p=0.001$。

表 6-3　男女基本信息差异

个人信息		n（百分比/%）	
		男	女
婚姻状况	单身	35（24.3）	54（44.6）
	已婚	96（66.7）	61（50.4）
	同居	10（6.9）	4（3.3）
	离异	2（1.4）	2（1.7）
	丧偶	1（0.7）	0（0）
是否有家属需要照顾	是	86（59.7）	65（53.7）
	否	58（40.3）	56（46.3）
学历	本科	92（63.9）	76（62.8）
	研究生	52（36.1）	45（37.2）
收入水平	低于 3000 元	22（15.3）	16（13.2）
	3000～5000 元	38（26.4）	50（41.3）
	5001～7000 元	21（14.6）	28（23.1）
	7001～9000 元	37（25.7）	22（18.2）
	高于 9000 元	26（18.1）	5（4.1）

（二）加班信息

265 名参与者在过去六个月内有加班经历，完成了完整的问卷。正态性检验表明，加班时间和加班天数呈非正态分布，经算术 SQRT 变换后呈渐近正态分布。加班时间范围为 1 到 28 小时（中位数＝9.00，四分位距＝4.00 —14.00），加班天数范围为 1 到 30 天（Mdn＝5.00，四分位距＝3.00 —10.00）。加班时间和天数包括在家中进行的加班工作，但不包括通勤时间。具体数据如表 6-4 所示。

表 6-4　加班小时数和加班天数的描述统计

变量	Mdn	IQR	Percentiles		
			25	50	75
加班小时数	9.00	10.00	4.00	9.00	14.00
加班天数	5.00	7.00	3.00	5.00	10.00

进行 Pearson 相关性分析以检验假设 1。表 6-5 中显示了转换后的每周加班时间与结果变量之间的 Pearson 相关系数。加班时间与慢性疲劳（$r=0.20$，$p=0.001$）、急性疲劳（$r=0.19$，$p=0.003$）呈显著正相关，与恢复呈显著负相关（$r=-0.13$，$p=0.036$）。加班时间也与工作—家庭冲突呈显著正相关（$r=0.21$，$p<0.001$）。根据 Field（2009）和 Barrett et al.（2012）的说法，值为 0.10 和 0.29 之间的相关性（正向或负向）被认为是弱相关性。因此，上述相关为弱相关。

然而，这项研究并未发现加班时间与抑郁、焦虑和压力或组织行为结果（包括工作满意度、离职倾向和工作投入）之间存在显著相关。因此，假设 1 得到部分支持：加班时间与一些不良的健康问题（如慢性疲劳、急性疲劳和恢复）以及工作—家庭冲突相关，但与抑郁、焦虑和压力以及组织行为结果无关，见表 6-5。

表 6-5　相关分析统计表

	M	SD	Cronbach's α	1	2	3	4	5	6	7	8	9	10	11
1 加班时间	2.93	1.05	—											
2 抑郁	8.83	4.79	0.91	0.12										
3 焦虑	8.87	4.51	0.88	0.11	0.83***									
4 压力	9.31	4.30	0.87	0.10	0.79***	0.82***								
5 心理健康	27.00	12.72	0.95	0.12	0.94***	0.94***	0.93***							
6 慢性疲劳	50.98	22.48	0.89	0.20**	0.61***	0.60***	0.64***	0.66***						
7 急性疲劳	54.73	22.83	0.78	0.19**	0.47***	0.43***	0.48***	0.49***	0.63***					
8 恢复	50.93	19.65	0.77	- 0.13*	- 0.15*	- 0.14*	- 0.18**	0.16**	- 0.38***	- 0.16*				
9 工作—家庭冲突	27.23	8.46	0.95	0.21***	0.48***	0.52***	0.62***	0.57***	0.70***	0.60***	- 0.36***			
10 工作满意度	14.86	3.72	0.80	- 0.04	- 0.55***	- 0.49***	- 0.54***	- 0.56***	- 0.53***	- 0.50***	0.18**	- 0.48***		
11 离职倾向	0.64	0.48	—	0.10	0.34***	0.36***	0.41***	0.39***	0.34***	0.30***	- 0.13*	0.38***	- 0.45***	
12 工作投入	26.79	11.80	0.95	- 0.04	- 0.39***	- 0.27***	- 0.29***	- 0.34***	- 0.36***	- 0.37***	0.24***	- 0.26***	0.67***	- 0.27***

二、奖励、工作时间可控性、非自愿和自愿加班与健康、工作—家庭冲突以及组织行为的关系

本部分分别展示了奖励（包括加班补偿和付出—回报失衡）（假设 2 和假设 2a）以及工作时间可控性（包括对休息时间的控制和对日常工作时间的控制）（假设 3 和假设 3a）对因变量影响的分层回归分析结果；还显示了性别和受照顾者状态与工作时间可控性的交互作用（假设 3b 和假设 3c）；奖励和工作时间可控性对因变量的交互作用（假设 4）；此外，还报告了非自愿和自愿加班的子维度中哪些因素对因变量起重要的解释作用（假设 5），以及非自愿和自愿加班与付出—回报失衡和工作时间可控性之间的关系（假设 6）。

（一）奖励与因变量的关系

本部分主要研究了个体之间的差异：①获得加班补偿与未获得补偿，②获得充分奖励和不充分奖励（假设 2 和假设 2a）。总的来说，在奖励方面，结果表明，没有获得加班补偿的员工比获得加班补偿的员工报告的压力更高，轮班间恢复更低；获得充分奖励的员工报告的抑郁、焦虑、压力、整体心理健康问题、慢性疲劳、急性疲劳、离职倾向降低，工作满意度和工作投入度更高，同时，付出—回报失衡显著增加了对这些变量的解释。

1. 奖励信息

奖励以两种方式衡量，即加班补偿和工作中的付出—回报失衡（ERI），结果分别见表 6-6 和表 6-7。

（1）加班补偿。超过一半（58.1%）的员工没有获得任何加班补偿。只有 16.6% 的员工声称他们得到了时间和金钱的补偿，获得金钱补偿的员工（17.7%）多于获得时间补偿的员工（7.5%）。

表 6-6　加班补偿信息

加班补偿	n（百分比/%）
没有补偿	154（58.1）
时间和金钱的补偿	44（16.6）
只有时间的补偿	20（7.5）
只有金钱的补偿	47（17.7）

（2）付出—回报失衡（ERI）。表 6-7 显示，35.5％ 的员工认为他们在工作中付出的努力得到了充分的回报。然而，64.5％ 的员工认为他们在工作中付出的努力没有得到足够的回报。Pearson 相关分析表明，加班时间与 ERI 比率显著正相关（$r=0.14$，$p=0.020$），这可能表明员工在工作中花费的加班时间越多，他们获得不平衡奖励的可能性就越大。

表 6-7 付出—回报失衡信息

付出—回报失衡（付出/回报＝比率）	n（百分比/％）
付出少于回报（比率≤1）	94（35.5）
付出大于回报（比率＞1）	171（64.5）

2. 加班补偿与因变量的关系

进行独立样本 t 检验，以比较未获得加班补偿的员工和获得加班补偿的员工在因变量得分上的差异（假设 2）。

表 6-8 显示，平均而言，未获得加班补偿的员工感受到的压力显著高于获得加班补偿的员工（$M=8.53$，$SD=4.14$），$t(263)=2.52$，$p=0.013$，$d=0.31$，95％ $CI=[0.29,2.38]$。未获得加班补偿的员工的轮班间恢复（$M=47.64$，$SD=17.61$），明显低于获得加班补偿的员工（$M=53.63$，$SD=18.00$），$t(263)=-2.71$，$p=0.007$，$d=-0.34$，95％ $CI=[-10.35,-1.63]$。

在抑郁、焦虑、慢性疲劳、急性疲劳、工作—家庭冲突、工作满意度和工作投入方面，未获得加班补偿的员工与获得加班补偿的员工之间没有显著差异。此外，对离职倾向进行卡方检验，结果显示离职倾向差异不显著，$\chi^2(1)=3.50$，$p=0.061$。因此，H2 得到部分支持：获得加班补偿的员工报告的压力较小，轮班间恢复较好，但抑郁、焦虑、慢性疲劳、急性疲劳、工作—家庭冲突、工作满意度、离职倾向和工作投入方面的情况没有显著改善。

表 6-8　获得加班补偿和未获得加班补偿在心理健康、工作—家庭冲突、
组织行为方面的差异

变量	没有加班补偿		有加班补偿				95% CI		Cohen's
	M	SD	M	SD	t (263)	p	LL	UL	d
抑郁	8.97	4.64	8.63	5.00	0.58	0.565	−0.83	1.52	0.07
焦虑	9.22	4.29	8.38	4.78	1.50	0.134	−0.26	1.95	0.18
压力	9.86	4.14	8.53	4.41	2.52	0.013	0.29	2.38	0.31
心理健康	28.06	12.28	25.54	13.23	1.59	0.112	−0.59	5.63	0.20
慢性疲劳	51.30	22.70	50.54	22.27	0.27	0.787	−4.76	6.28	0.03
急性疲劳	54.68	19.51	52.31	18.87	0.99	0.325	−2.36	7.08	0.12
恢复	47.64	17.61	53.63	18.00	−2.71	0.007	−10.35	−1.63	−0.34
工作—家庭冲突	27.83	8.16	26.40	8.84	1.36	0.174	−0.64	3.51	0.17
工作满意度	14.71	3.56	15.07	3.94	−0.79	0.432	−1.28	0.55	−0.10
工作投入	26.73	12.61	26.87	10.64	−0.10	0.924	−3.04	2.76	−0.01

注：CI＝置信区间，LL＝下限，UL＝上限。

3. 付出—回报失衡（ERI）与因变量的关系

Pearson 相关分析显示，ERI 比率与抑郁（$r=0.39$，$p<0.001$），焦虑（$r=0.37$，$p<0.001$），压力（$r=0.40$，$p<0.001$），整体心理健康（$r=0.41$，$p<0.001$），慢性疲劳（$r=0.39$，$p<0.001$），急性疲劳（$r=0.49$，$p<0.001$），轮班间恢复（$r=-0.16$，$p=0.011$），工作—家庭冲突（$r=0.35$，$p<0.001$），工作满意度（$r=-0.65$，$p<0.001$），离职倾向（$r=0.31$，$p<0.001$）和工作投入（$r=-0.42$，$p<0.001$）显著相关。

此外，在控制潜在的个人信息后，进行分层回归分析以研究 ERI（二分变量，付出大于奖励和付出小于或等于奖励）与因变量之间的关系，并比较充分奖励和不充分奖励在每个因变量之间的差异（假设 2a）。

表 6-9 显示，在控制潜在个人特征影响后，ERI 在统计学上显著增加

了对抑郁的解释，$R^2 = 0.099$，$\Delta R^2 = 0.038$，$\Delta F (1, 256) = 10.71$，$p = 0.001$，$95\% CI = [-3.16, -0.79]$；焦虑，$R^2 = 0.128$，$\Delta R^2 = 0.036$，$\Delta F (1, 256) = 8.40$，$p = 0.004$，$95\% CI = [-2.76, -0.53]$；压力，$R^2 = 0.132$，$\Delta R^2 = 0.069$，$\Delta F (1, 256) = 20.34$，$p < 0.001$，$95\% CI = [-3.42, -1.34]$；整体心理健康，$R^2 = 0.125$，$\Delta R^2 = 0.046$，$\Delta F (1, 256) = 13.47$，$p < 0.001$，$95\% CI = [-8.91, -2.69]$；慢性疲劳，$R^2 = 0.092$，$\Delta R^2 = 0.060$，$\Delta F (1, 256) = 16.82$，$p < 0.001$，$95\% CI = [-17.26, -6.06]$；急性疲劳，$R^2 = 0.120$，$\Delta R^2 = 0.067$，$\Delta F (1, 256) = 19.51$，$p < 0.001$，$95\% CI = [-15.31, -5.87]$；工作—家庭冲突，$R^2 = 0.150$，$\Delta R^2 = 0.047$，$\Delta F (1, 256) = 14.10$，$p < 0.001$，$95\% CI = [-5.93, -1.85]$；工作满意度，$R^2 = 0.174$，$\Delta R^2 = 0.147$，$\Delta F (1, 256) = 45.51$，$p < 0.001$，$95\% CI = [2.14, 3.91]$；工作投入，$R^2 = 0.077$，$\Delta R^2 = 0.049$，$\Delta F (1, 256) = 13.61$，$p < 0.001$，$95\% CI = [2.59, 8.51]$。ERI 对工作满意度的解释占 14.7%。然而，ERI 并没有显著增加对轮班间恢复的解释。

采用二元逻辑回归研究 ERI 对离职倾向的影响，结果表明，在控制潜在个人特征后，ERI 显著增加了对离职倾向的解释，$R^2 = 0.149$，$\Delta R^2 = 0.060$，$OR = 0.37$，$p < 0.001$，$95\% CI = [0.21, 0.64]$。

与没有得到充分奖励的员工相比，获得充分奖励的员工经历较少的抑郁，$t (256) = -3.27$，$p = 0.001$；焦虑，$t (256) = -2.90$，$p = 0.004$；压力，$t (256) = -4.51$，$p < 0.001$；较少的整体心理健康问题，$t (256) = -3.67$，$p < 0.001$；较少的慢性疲劳，$t (256) = -4.10$，$p < 0.001$；急性疲劳，$t (256) = -4.42$，$p < 0.001$；工作—家庭冲突，$t (256) = -3.76$，$p < 0.001$；更高的工作满意度，$t (256) = 6.75$，$p < 0.001$；工作投入，$t (256) = 3.69$，$p < 0.001$。对获得充分奖励的员工和未获得充分奖励的员工的离职倾向进行卡方检验，结果表明离职倾向存在显著差异，$\chi^2 (1) = 14.66$，$p < 0.001$。总体而言，假设 2a 在很大程度上得到了支持：与未获得充分奖励的员工相比，获得充分奖励的员工报告的健康问题更少（轮班间恢复除外）、工作—家庭冲突更少，组织行为更好。

表 6-9　付出—回报失衡对心理健康、工作—家庭冲突和组织行为解释的分层回归分析

因变量	预测变量	R^2	ΔR^2	β	t	F	ΔF	95% CI
抑郁	步骤 1 控制变量 [a]	0.061				2.39*		[7.56, 14.93]
	步骤 2	0.099	0.038**			3.51**	10.71**	[7.51, 14.73]
	ERI			-0.20**	-3.27**			[-3.16, -0.79]
焦虑	步骤 1 控制变量 [a]	0.075				2.99**		[10.40, 17.36]
	步骤 2	0.105	0.029**			3.74***	8.40**	[10.36, 17.19]
	ERI			-0.17**	-2.90**			[-2.76, -0.53]
压力	步骤 1 控制变量 [a]	0.063				2.87*		[9.77, 16.48]
	步骤 2	0.132	0.069***			5.55***	20.34***	[9.80, 16.28]
	ERI			-0.27***	-4.51***			[-3.42, -1.34]
整体心理健康	步骤 1 控制变量 [a]	0.079				3.16**		[29.04, 48.46]
	步骤 2	0.125	0.046***			4.58***	13.47***	[28.93, 47.84]
	ERI			-0.22***	-3.67***			[-8.91, -2.69]
慢性疲劳	步骤 1 控制变量 [a]	0.032				1.23		[40.85, 76.79]
	步骤 2	0.092	0.060***			3.24**	16.82***	[40.68, 75.57]
	ERI			-0.25***	-4.10***			[-17.26, -6.06]
急性疲劳	步骤 1 控制变量 [a]	0.052				2.03		[55.21, 85.11]
	步骤 2	0.120	0.067***			4.35***	19.51***	[55.02, 83.87]
	ERI			-0.26***	-4.42***			[-15.31, -5.87]
轮班间恢复	步骤 1 控制变量 [a]	0.030				1.14		[26.83, 55.46]
	步骤 2	0.041	0.011			1.37	2.87	[27.18, 55.71]
	ERI			0.11	1.69			[-0.64, 8.50]
工作—家庭冲突	步骤 1 控制变量 [a]	0.103				4.21***		[27.84, 40.87]
	步骤 2	0.150	0.047***			5.63***	14.10***	[27.76, 40.48]
	ERI			-0.22***	-3.76***			[-5.93, -1.85]
工作满意度	步骤 1 控制变量 [a]	0.028				1.04		[10.69, 16.65]
	步骤 2	0.174	0.147***			6.76***	45.51***	[11.10, 16.60]
	ERI			0.39***	6.75***			[2.14, 3.91]

续表

因变量	预测变量	R^2	ΔR^2	β	t	F	ΔF	95% CI
	ERI			0.39***	6.75***			
工作投入	步骤1	0.028				1.08		[18.54, 37.45]
	控制变量[a]							
	步骤2	0.077	0.049***			2.69**	13.61***	[19.09, 37.56]
	ERI			0.23***	3.69***			[2.59, 8.51]

注：CI＝置信区间，ERI＝付出—回报失衡，[a]控制变量包括性别、年龄、婚姻状态、需照顾者情况、学历和收入。

* $p<0.05$，＊＊ $p<0.01$，＊＊＊ $p<0.001$。

（二）工作时间可控性与因变量的关系

进行分层回归分析，以研究工作时间可控性（包括两个子维度，即对休息时间的控制和对日常工作时间的控制）对三类因变量的影响，即身心健康、工作—家庭冲突和组织行为。在控制个人特征后，比较了对休息时间进行高或中度控制的员工与对休息时间进行低度控制的员工之间因变量得分的差异（假设3），同样，对日常工作时间的控制（假设3a）。此外，还探讨了控制休息时间和控制日常工作时间与性别和是否有家人需要照顾的交互作用是否显著增加了对因变量的解释（假设3b和假设3c）。

1. 工作时间可控性

大多数参与者表示他们可以在大多数时候（30.6%）或有时（29.8%）提前安排加班时间。不到五分之一的参与者（14.0%）总是可以控制加班时间，大约四分之一的参与者很少或从来不能提前安排加班时间，如表6-10所示。

表6-10　加班控制

加班控制	n（百分比/%）
从不	14（5.3）
很少	54（20.4）
有时	79（29.8）
大多数时候	81（30.6）
总是	37（14.0）

表6-11显示了在低、中和高水平有多少参与者能够控制他们的工作时

间，包括对休息时间的控制、对日常工作时间的控制以及整体工作时间控制。近一半的参与者对休息时间（42.3%）、日常工作时间（49.8%）和总体工作时间（47.5%）有中等程度的可控性，大约有四分之一的参与者有高的可控性，其余四分之一的参与者可控性较低。

表 6-11　工作时间可控性信息

工作时间可控性	n（百分比/%）		
	低可控性	中等可控性	高可控性
对休息时间的控制	74（27.9）	112（42.3）	79（29.8）
对日常工作时间的控制	79（29.8）	132（49.8）	54（20.4）
整体工作时间控制	72（27.2）	126（47.5）	67（25.3）

2. 对休息时间的控制与心理健康、工作—家庭冲突和组织行为的关系

一般来说，对休息时间的控制显著增加了对抑郁、焦虑、压力、整体心理健康、慢性疲劳、急性疲劳、轮班恢复、工作—家庭冲突、工作满意度和工作投入的解释。对休息时间进行高度或中度控制的员工的抑郁、焦虑、压力、整体心理健康、工作—家庭冲突以及轮班间恢复、工作满意度和工作投入比对休息时间控制较低的员工显著减少。此外，离职倾向的显著差异仅存在于对休息时间的高控制和对休息时间的低控制之间。总体而言，假设 3 在因变量中得到充分支持。

在休息时间控制与性别和是否有家人需要照顾的交互作用方面，高休息时间控制对女性在抑郁、慢性疲劳、急性疲劳、工作—家庭冲突、工作满意度和离职倾向方面的影响显著高于男性。对休息时间的中度或高度控制对有家人需要照顾的员工比没有家人需要照顾的员工在抑郁、焦虑和压力方面有显著影响。假设 3b 得到部分支持。

进行分层回归分析，在步骤 1 中控制个人变量，在步骤 2 中输入分类变量对休息时间的控制，对休息时间的低控制是参照组。在步骤 3 中输入了对休息时间控制与性别和是否有家人需要照顾之间的交互作用。

表 6-12 表明，在控制了个人特征的潜在影响后，对休息时间的控制在统计上增加了对抑郁的解释，$R^2=0.085$，$\Delta R^2=0.023$，$F（2，255）=3.24$，$p=0.041$，$95\% CI=[8.64，16.41]$。对休息时间进行中等或高度控制的员工的抑郁程度明显低于对休息时间控制程度较低的员工，$t（255）=-2.34$，$p=0.020$ 和 $t（255）=-2.15$，$p=0.033$。对休息时间控制与性别

和是否有家人需要照顾的交互作用增加了这一解释，$R^2 = 0.130$，$\Delta R^2 = 0.046$，$\Delta F (4, 251) = 3.31$，$p = 0.012$，$95\% \ CI = [6.32, 14.48]$。最重要的是，休息时间高度控制对女性的影响显著大于男性，$t (251) = -2.89$，$p = 0.00$。适度控制休息时间对有家人需要照顾的员工的影响明显大于没有家人需要照顾的员工，$t (251) = -2.04$，$p = 0.042$。

在控制了个人特征的潜在影响后，对休息时间的控制在统计上增加了对焦虑的解释，$R^2 = 0.116$，$\Delta R^2 = 0.041$，$\Delta F (2, 255) = 5.86$，$p = 0.003$，$95\% \ CI = [11.80, 19.00]$。对休息时间进行中等或高度控制的员工的抑郁程度明显低于对休息时间进行了低度控制的员工，$t (255) = -2.79$，$p = 0.006$ 和 $t (255) = -3.21$，$p = 0.002$。对休息时间控制与是否有家人需要照顾的交互作用增加了这一解释，$R^2 = 0.155$，$\Delta R^2 = 0.039$，$\Delta F (4, 251) = 2.88$，$p = 0.023$，$95\% \ CI = [9.66, 17.25]$。与对休息时间的低度控制的员工相比，对休息时间的高度和中等控制对有家人需要照顾的员工的焦虑影响显著大于没有家人需要照顾的员工，$t (251) = -3.20$，$p = 0.002$ 和 $t (251) = -2.07$，$p = 0.040$。然而，对休息时间的控制与性别的交互作用对焦虑的影响并不显著。

在控制了个人特征的潜在影响后，对休息时间的控制在统计上增加了对压力的解释，$R^2 = 0.136$，$\Delta R^2 = 0.049$，$\Delta F (2, 255) = 7.20$，$p = 0.001$，$95\% \ CI = [11.51, 18.28]$。对休息时间进行中等控制或高度控制的员工所承受的压力明显低于对休息时间进行低度控制的员工，$t (255) = -2.43$，$p = 0.016$ 和 $t (255) = -3.78$，$p < 0.001$。对休息时间控制与是否有家人需要照顾的交互作用增加了这一解释，$R^2 = 0.180$，$\Delta R^2 = 0.044$，$\Delta F (4, 251) = 3.35$，$p = 0.011$，$95\% \ CI = [9.01, 16.13]$。与对休息时间进行低度控制的员工相比，对休息时间的高度和中等控制对有家人需要照顾的员工的压力影响显著大于没有家人需要照顾的员工，$t (251) = -2.75$，$p = 0.006$ 和 $t (251) = -2.66$，$p = 0.008$。然而，就压力而言，控制休息时间与性别的交互作用并不显著。

在控制了个人特征的潜在影响后，对休息时间的控制在统计上增加了对整体心理健康的解释，$R^2 = 0.119$，$\Delta R^2 = 0.040$，$\Delta F (2, 255) = 5.79$，$p = 0.003$，$95\% \ CI = [32.70, 52.94]$。对休息时间进行中等或高度控制的员工经历的心理健康问题明显少于对休息时间进行低度控制的员工，t（255）$=-2.70$，$p=0.007$ 和 t（255）$=-3.23$，$p=0.001$。对休息时间控制与性别和是否有家人需要照顾的交互作用增加了这一解释，$R^2=0.160$，$\Delta R^2=0.040$，ΔF（4，251）$=3.02$，$p=0.019$，95% $CI=$[25.76，47.09]。在整体心理健康方面，与对休息时间进行低度控制的员工相比，对休息时间进行高度控制对女性的影响显著大于男性，t（251）$=-2.00$，$p=0.046$；与低休息时间可控性相比，中等可控性对有家人需要照顾的员工的心理健康影响显著大于没有家属需要照顾的员工，t（251）$=-2.84$，$p=0.005$。

表 6-12　休息时间可控性对心理健康影响的分层多元回归分析

预测变量	抑郁		焦虑		压力		整体心理健康	
	ΔR^2	β	ΔR^2	β	ΔR^2	β	ΔR^2	β
步骤 1	0.061*		0.075**		0.087**		0.079**	
控制变量 [a]								
步骤 2	0.023*		0.041**		0.049**		0.040**	
MCT vs. LCT		−0.17*		−0.20**		−0.17*		−0.19**
HCT vs. LCT		−0.16*		−0.23**		−0.27***		−0.23**
步骤 3	0.046*		0.039*		0.044*		0.040*	
MCT × G		−0.23		−0.17		−0.12		−0.19
HCT × G		−0.31**		−0.08		−0.20		−0.21*
MCT × D		−0.26*		−0.40**		−0.34**		−0.36**
HCT × D		−0.02		−0.24*		−0.30		−0.20
总 R^2	0.130**		0.155***		0.180***		0.160***	

注：$CI=$ 置信区间．HCT=高休息时间可控性，MCT=中等休息时间可控性，LCT=低休息时间可控性，G=性别，D=是否有家人需要照顾。

[a] 控制变量包括性别、年龄、婚姻状态、需照顾者情况、学历和收入。

* $p<0.05$，* * $p<0.01$，* * * $p<0.001$。

表 6-13 表明，在控制了个人特征的潜在影响后，对休息时间的控制在统计上增加了对慢性疲劳的解释，$R^2=0.123$，$\Delta R^2=0.091$，ΔF（2，255）$=13.24$，$p<0.001$，95% $CI=$[52.20，87.89]。对休息时间进行中等或高度控制的员工遭受的慢性疲劳问题明显少于对休息时间进行低度控制的员工，t（255）$=-4.13$，$p<0.001$ 和 t（255）$=-4.86$，$p<0.001$。对休息时间控制与性别和是否有家人需要照顾的交互作用增加了这一解释，$R^2=0.162$，$\Delta R^2=0.038$，ΔF（4，251）$=2.86$，$p=0.024$，95%

$CI=$ [44.44, 82.10]。与低休息时间可控性相比，对休息时间高控制对女性的影响显著大于男性，t (251) $=-2.92$，$p=0.004$。然而，就慢性疲劳而言，控制休息时间与是否有家人需要照顾的交互作用并不显著。

在控制了个人特征的潜在影响后，对休息时间的控制在统计上增加了对急性疲劳的解释，$R^2=0.199$，$\Delta R^2=0.147$，ΔF (2, 255) $=23.39$，$p<0.001$，95% $CI=$ [62.02, 91.21]。对休息时间进行中等或高度控制的员工经历的急性疲劳明显少于对休息时间进行低度控制的员工，t (255) $=-4.01$，$p<0.001$ 和 t (255) $=-6.84$，$p<0.001$。对休息时间控制与性别和是否有家人需要照顾的交互作用增加了这一解释，$R^2=0.265$，$\Delta R^2=0.066$，ΔF (4, 251) $=5.63$，$p<0.001$，95% $CI=$ [51.90, 82.07]，这主要是由对休息时间的高度控制与性别之间的相互作用造成的。与低休息时间可控性相比，休息时间高控制对女性急性疲劳的影响显著大于男性，t (251) $=-3.91$，$p<0.001$。控制休息时间与是否有家人需要照顾的交互作用不显著。

在控制了个人特征的潜在影响后，对休息时间的控制在统计上增加了对恢复的解释，$R^2=0.070$，$\Delta R^2=0.043$，ΔF (2, 255) $=5.84$，$p=0.003$，95% $CI=$ [22.71, 52.13]。对休息时间中等或高度控制的员工恢复情况明显高于对休息时间进行低度控制的员工，t (255) $=2.26$，$p=0.025$ 和 t (255) $=3.39$，$p=0.001$。休息时间控制与性别和是否有家人需要照顾的交互作用没有显著增加对恢复的解释，$R^2=0.086$，$\Delta R^2=0.016$，ΔF (4, 251) $=1.12$，$p=0.348$，95% $CI=$ [26.59, 58.05]。

表 6-13 休息时间可控性对疲劳和恢复影响的分层多元回归分析

预测变量	慢性疲劳		急性疲劳		恢复	
	ΔR^2	β	ΔR^2	β	ΔR^2	β
步骤 1	0.032		0.052		0.027	
控制变量 [a]						
步骤 2	0.091***		0.147***		0.043**	
MCT vs. LCT		−0.30***		−0.27***		0.17*
HCT vs. LCT		−0.35***		−0.47***		0.25**
步骤 3	0.038*		0.066***		0.016	
MCT × G		−0.04		−0.02		0.11
HCT × G		−0.31**		−0.39***		0.22
MCT × D		−0.07		−0.14		0.05
HCT × D		−0.05		−0.10		0.07
总 R^2	0.162***		0.265***		0.086*	

注：CI＝置信区间，HCT＝高休息时间可控性，MCT＝中等休息时间可控性，LCT＝低休息时间可控性，G＝性别，D＝是否有家人需要照顾。

a 控制变量包括性别、年龄、婚姻状态、需照顾者情况、学历和收入。

＊$p<0.05$，＊＊$p<0.01$，＊＊＊$p<0.001$。

表 6-14 表明，在控制了个人特征的潜在影响后，对休息时间的控制在统计上增加了对工作—家庭冲突的解释，$R^2＝0.230$，$\Delta R^2＝0.128$，ΔF（2，255）＝21.15，$p<0.001$，95％$CI＝$［32.78，45.37］。对休息时间进行中等或高度控制的员工经历的工作—家庭冲突明显少于对休息时间进行低度控制的员工，t（255）＝－4.81，$p<0.001$ 和 t（255）＝－6.32，$p<0.001$。对休息时间控制与性别和是否有家人需要照顾的交互作用增加了这一解释，$R^2＝0.288$，$\Delta R^2＝0.057$，ΔF（4，251）＝5.06，$p＝0.001$，95％$CI＝$［28.94，42.01］，这主要是由对休息时间的高度控制与性别之间的相互作用造成的。与低休息时间可控性相比，休息时间高控制对女性的工作—家庭冲突的影响显著大于男性，t（251）＝－3.66，$p<0.001$。未发现休息时间可控性与是否有家人需要照顾有明显交互作用。

在控制了个人特征的潜在影响后，对休息时间的控制在统计意义上增加了对工作满意度的解释，$R^2＝0.119$，$\Delta R^2＝0.092$，ΔF（2，255）＝13.29，$p<0.001$，95％$CI＝$［8.91，14.83］。对休息时间进行中等或高度控制的员工工作满意度明显高于对休息时间进行低度控制的员工，t（255）＝3.93，$p<0.001$ 和 t（255）＝4.97，$p<0.001$。对休息时间控制与性别和是否有家人需要照顾的交互作用增加了这一解释，$R^2＝0.181$，$\Delta R^2＝0.062$，ΔF（4，251）＝4.72，$p＝0.001$，95％$CI＝$［10.84，17.00］，这主要是由对休息时间的高度控制与性别之间的相互作用造成的。与低休息时间可控性相比，对休息时间的高控制对女性的工作满意度影响显著大于男性，t（251）＝3.84，$p<0.001$。在工作满意度方面，控制休息时间与是否有家人需要照顾的交互作用并不显著。

在控制了个人特征的潜在影响后，对休息时间的控制在统计意义上增加了对工作投入的解释，$R^2＝0.077$，$\Delta R^2＝0.048$，ΔF（2，255）＝6.68，$p＝0.001$，95％$CI＝$［14.33，33.56］。对休息时间进行中等或高度控制的员工工作投入明显高于对休息时间进行低度控制的员工，t（255）＝2.70，$p＝0.007$ 和 t（255）＝3.56，$p<0.001$。在工作投入

方面，控制休息时间与性别和是否有家人需要照顾的交互作用并不显著。

进行二元逻辑回归分析，以研究休息时间可控性对离职倾向（二元变量）的影响。在控制了个人特征的潜在影响后，对休息时间的控制并没有显著增加对离职倾向的解释，$R^2 = 0.116$，$\Delta R^2 = 0.027$，$\chi^2 (2) = 5.66$，$p = 0.059$。然而，对休息时间控制程度较高的员工报告的离职倾向显著低于对休息时间控制程度较低的员工，$B = -0.80$，$p = 0.026$，而中等控制和低控制的差异不显著，$B = -0.23$，$p = 0.507$。休息时间控制与性别和是否有家人需要照顾的交互作用显著，$R^2 = 0.164$，$\Delta R^2 = 0.048$，$\chi^2 (4) = 10.21$，$p = 0.037$，这主要是由于高控制与性别之间的交互作用，$OR = 0.18$，$p = 0.021$，$95\% \ CI = [0.04, 0.78]$。与低休息时间可控性相比，对休息时间控制高的女性的离职倾向显著低于男性的离职倾向。

表 6-14　休息时间可控性对工作—家庭冲突、工作满意度和工作投入影响的分层多元回归分析

预测变量	工作—家庭冲突		工作满意度		工作投入	
	ΔR^2	β	ΔR^2	β	ΔR^2	β
步骤 1	0.103***		0.028		0.028	
控制变量[a]						
步骤 2	0.128***		0.092***		0.048**	
MCT vs. LCT		−0.32***		0.28***		0.20**
HCT vs. LCT		−0.42***		0.36***		0.26***
步骤 3	0.057**		0.062**		0.018	
MCT × G		−0.01		0.15		0.17
HCT × G		−0.36***		0.40***		0.22
MCT × D		−0.03		0.14		0.12
HCT × D		−0.13		0.17		0.09
总 R^2	0.288***		0.181***		0.095*	

注：CI＝置信区间，HCT＝高休息时间可控性，MCT＝中等休息时间可控性，LCT＝低休息时间可控性，G＝性别，D＝是否有家人需要照顾。

[a]控制变量包括性别、年龄、婚姻状态、需照顾者情况、学历和收入。

* $p < 0.05$，** $p < 0.01$，*** $p < 0.001$。

3. 对日常工作时间的控制与心理健康、工作—家庭冲突和组织行为的关系

一般而言，对日常工作时间的控制显著增加了对抑郁、焦虑、压力、整体心理健康、慢性疲劳、急性疲劳、轮班间恢复、工作—家庭冲突、工作满意度和工作投入的解释。对日常工作时间进行高度或中度控制的员工比低控制的员工报告较少的抑郁、焦虑、压力、整体心理健康、慢性疲劳、急性疲劳、工作—家庭冲突以及较好的轮班间恢复、工作满意度和工作投入。本研究未发现日常工作时间控制对离职倾向有解释作用，也未发现不同水平的日常工作时间可控性与离职倾向存在显著差异。因此，假设3a 在很大程度上得到了支持：对日常工作时间进行高度或中度控制的员工报告的健康问题更少，工作—家庭冲突更少并且组织行为结果更好（离职倾向除外）。

此外，在日常工作时间控制与性别和是否有家人需要照顾的交互作用方面，高控制对女性工作—家庭冲突和工作满意度的影响显著高于男性。本研究未发现日常工作时间控制与是否有家人需要照顾有交互作用，假设3c 得到部分支持。

对日常工作时间控制的分析步骤与对休息时间的控制相同。表 6-15 显示，在控制个人特征的潜在影响后，对日常工作时间的控制在统计意义上增加了对抑郁的解释，$R^2 = 0.090$，$\Delta R^2 = 0.029$，$\Delta F (2, 255) = 4.07$，$p = 0.018$，$95\% CI = [8.61, 16.24]$。对日常工作时间进行适度控制的员工比控制程度较低的员工经历的抑郁显著减少，$t (255) = -2.81$，$p = 0.005$。结果并未发现日常工作时间控制与性别和是否有家人需要照顾有交互作用，$R^2 = 0.104$，$\Delta R^2 = 0.013$，$\Delta F (4, 251) = 0.93$，$p = 0.447$，$95\% CI = [7.77, 16.05]$。

在控制个人特征的潜在影响后，对日常工作时间的控制在统计意义上增加了对焦虑的解释，$R^2 = 0.103$，$\Delta R^2 = 0.027$，$\Delta F (2, 255) = 3.87$，$p = 0.022$，$95\% CI = [11.42, 18.58]$。对日常工作时间进行适度控制的员工比控制程度较低的员工经历的焦虑显著减少，$t (255) = -2.73$，$p = 0.007$。结果并未发现日常工作时间控制与性别和是否有家人需要照顾有交互作用，$R^2 = 0.117$，$\Delta R^2 = 0.015$，$\Delta F (4, 251) = 1.05$，$p = 0.383$，$95\% CI = [10.18, 17.94]$。

在控制个人特征的潜在影响后，对日常工作时间的控制在统计意义上增加了对压力的解释，$R^2 = 0.132$，$\Delta R^2 = 0.045$，$\Delta F (2, 255) = 6.62$，$p = 0.002$，$95\% CI = [11.59, 18.28]$。对日常工作时间有中等或高度控制的员工所承受的压力明显低于对日常工作时间控制程度较低的员工，$t (255) = -3.43$，$p = 0.001$ 和 $t (255) = -2.80$，$p = 0.005$。结果并未发现日常工作时间控制与性别和是否有家人需要照顾有交互作用，$R^2 = 0.147$，$\Delta R^2 = 0.016$，$\Delta F (4, 251) = 1.14$，$p = 0.336$，$95\% CI = [10.44, 17.70]$。

在控制个人特征的潜在影响后，对日常工作时间的控制在统计意义上增加了对整体心理健康的解释，$R^2 = 0.117$，$\Delta R^2 = 0.038$，$\Delta F (2, 255) = 5.42$，$p = 0.005$，$95\% CI = [32.35, 52.36]$。对日常工作时间有中等或高度控制的员工的心理健康问题明显少于对日常工作时间控制程度较低的员工，$t (255) = -3.20$，$p = 0.002$ 和 $t (255) = -2.32$，$p = 0.021$。结果并未发现日常工作时间控制与性别和是否有家人需要照顾有交互作用，$R^2 = 0.131$，$\Delta R^2 = 0.014$，$\Delta F (4, 251) = 1.01$，$p = 0.401$，$95\% CI = [29.20, 50.88]$。

表 6-15　日常工作时间可控性对抑郁、焦虑、压力和整体心理健康影响的分层多元回归分析

预测变量	抑郁		焦虑		压力		整体心理健康	
	ΔR^2	β	ΔR^2	β	ΔR^2	β	ΔR^2	β
步骤 1	0.061*		0.075		0.087**		0.079**	
控制变量[a]								
步骤 2	0.029*		0.027*		0.045**		0.038**	
MCD vs. LCD		-0.20**		-0.19**		-0.23**		-0.22**
HCD vs. LCD		-0.13		-0.13		-0.19**		-0.16*
步骤 3	0.013		0.015		0.016		0.014	
MCD × G		-0.02		-0.004		-0.11		-0.05
HCD × G		-0.16		-0.06		-0.17		-0.14
MCD × D		-0.02		-0.17		-0.04		-0.08
HCD × D		-0.11		-0.21		-0.15		-0.17
总 R^2	0.104**		0.117**		0.147***		0.131**	

注：CI＝置信区间，HCD＝高日常工作时间可控性，MCD＝中等日常工作时间可控性，LCD＝低日常工作时间可控性，G＝性别，D＝是否有家人需要照顾。

[a]控制变量包括性别、年龄、婚姻状态、需照顾者情况、学历和收入。

* $p < 0.05$，＊＊$p < 0.01$，＊＊＊$p < 0.001$。

表 6-16 显示，在控制了个人特征的潜在影响后，对日常工作时间的控制在统计意义上增加了对慢性疲劳的解释，$R^2 = 0.105$，$\Delta R^2 = 0.072$，$\Delta F(2, 255) = 10.29$，$p < 0.001$，$95\% CI = [50.07, 85.67]$。对日常工作时间进行中等或高度控制的员工比低控制的员工遭受较少的慢性疲劳，$t(255) = -4.46$，$p < 0.001$ 和 $t(255) = -2.98$，$p = 0.003$。结果并未发现日常工作时间控制与性别和是否有家人需要照顾有交互作用，$R^2 = 0.117$，$\Delta R^2 = 0.012$，$\Delta F(4, 251) = 0.85$，$p = 0.494$，$95\% CI = [43.79, 82.41]$。

在控制了个人特征的潜在影响后，对日常工作时间的控制在统计意义上增加了对急性疲劳的解释，$R^2 = 0.179$，$\Delta R^2 = 0.127$，$\Delta F(2, 255) = 19.73$，$p < 0.001$，$95\% CI = [62.36, 91.53]$。对日常工作时间进行适度控制或高度控制的员工比控制程度较低的员工急性疲劳显著减少，$t(255) = -5.46$，$p < 0.001$ 和 $t(255) = -5.46$，$p < 0.001$。结果并未发现日常工作时间控制与性别和是否有家人需要照顾有交互作用，$R^2 = 0.186$，$\Delta R^2 = 0.006$，$\Delta F(4, 251) = 0.48$，$p = 0.749$，$95\% CI = [57.40, 89.14]$。

在控制了个人特征的潜在影响后，对日常工作时间的控制在统计意义上增加了对恢复的解释，$R^2 = 0.103$，$\Delta R^2 = 0.029$，$\Delta F(2, 255) = 3.87$，$p = 0.022$，$95\% CI = [11.42, 18.58]$。对日常工作时间适度控制的员工的恢复情况明显高于对日常工作时间控制程度较低的员工，$t(255) = 2.79$，$p = 0.006$。结果并未发现日常工作时间控制与性别和是否有家人需要照顾有交互作用，$R^2 = 0.067$，$\Delta R^2 = 0.011$，$\Delta F(4, 251) = 0.74$，$p = 0.568$，$95\% CI = [24.63, 56.39]$。

表 6-16　日常工作时间可控性对慢性疲劳、急性疲劳和恢复影响的分层多元回归分析

预测变量	慢性疲劳		急性疲劳		恢复	
	ΔR^2	β	ΔR^2	β	ΔR^2	β
步骤 1	0.032		0.052		0.027	
控制变量[a]						
步骤 2	0.072***		0.127***		0.029*	

续表

预测变量	慢性疲劳		急性疲劳		恢复	
	ΔR^2	β	ΔR^2	β	ΔR^2	β
MCD vs. LCD		-0.31^{***}		-0.36^{***}		0.20^{**}
HCD vs. LCD		-0.21^{**}		-0.37^{***}		0.11
步骤3	0.012		0.006		0.011	
MCD × G		-0.11		-0.14		0.13
HCD × G		-0.18		-0.10		-0.02
MCD × D		-0.08		-0.07		-0.01
HCD × D		-0.05		-0.01		0.08
总 R^2	0.117^{**}		0.186^{***}		0.067	

注：CI＝置信区间，HCD＝高日常工作时间可控性，MCD＝中等日常工作时间可控性，LCD＝低日常工作时间可控性，G＝性别，D＝是否有家人需要照顾。

[a] 控制变量包括性别、年龄、婚姻状态、需照顾者情况、学历和收入。

* $p < 0.05$，* * $p < 0.01$，* * * $p < 0.001$。

表 6-17 显示，在控制了个人特征的潜在影响后，对日常工作时间的控制在统计意义上增加了对工作—家庭冲突的解释，$R^2 = 0.230$，$\Delta R^2 = 0.103$，$\Delta F (2, 255) = 21.15$，$p < 0.001$，95% $CI = [32.78, 45.37]$。对日常工作时间进行中等或高度控制的员工的工作—家庭冲突显著低于控制程度较低的员工，$t (255) = -4.81$，$p < 0.001$ 和 $t (255) = -6.32$，$p < 0.001$。日常工作时间控制与性别和是否有家人需要照顾的交互作用显著，$R^2 = 0.288$，$\Delta R^2 = 0.057$，$\Delta F (4, 251) = 5.06$，$p = 0.001$，95% $CI = [28.94, 42.01]$，这主要是由于对日常工作时间的高度控制与性别之间有相互作用。与日常工作时间的低控制相比，对日常工作时间的高度控制对女性的影响显著大于男性，$t (251) = -3.66$，$p < 0.001$，未发现日常工作时间控制与是否有家人需要照顾的交互作用不显著。

在控制了个人特征的潜在影响后，对日常工作时间的控制在统计意义上增加了对工作满意度的解释，$R^2 = 0.135$，$\Delta R^2 = 0.107$，$\Delta F (2, 255) = 15.78$，$p < 0.001$，95% $CI = [8.99, 14.77]$。对日常工作时间进行中等或

高度控制的员工的工作满意度显著高于控制程度较低的员工，t（255）＝4.91，p＜0.001 和 t（255）＝4.86，p＜0.001。与日常工作时间低控制相比，高度控制对女性的工作满意度影响显著大于男性，t（251）＝2.16，p＝0.032。与性别的交互作用不显著，R^2＝0.152，ΔR^2＝0.017，ΔF（4，251）＝1.29，p＝0.275，95% CI＝[9.15，15.41]。

在控制了个人特征的潜在影响后，对日常工作时间的控制在统计意义上增加了对工作投入的解释，R^2＝0.086，ΔR^2＝0.058，ΔF（2，255）＝8.07，p＜0.001，95% CI [14.45，33.33]。对日常工作时间进行中等或高度控制的员工的工作投入显著高于控制程度较低的员工，t（255）＝3.37，p＝0.001 和 t（255）＝3.60，p＜0.001。日常工作时间控制与性别和是否有家人需要照顾的交互作用不显著，R^2＝0.090，ΔR^2＝0.003，ΔF（4，251）＝0.23，p＝0.923，95% CI＝[14.85，35.43]。

采用二元逻辑回归分析研究日常工作时间控制对离职倾向的影响。在控制了个人特征的潜在影响后，日常工作时间可控性并没有显著增加对离职倾向的解释，R^2＝0.102，ΔR^2＝0.013，χ^2（2）＝2.67，p＝0.264。日常工作时间控制与性别和是否有家人需要照顾的交互作用不显著，R^2＝0.129，ΔR^2＝0.027，χ^2（4）＝5.75，p＝0.219。

表 6-17　日常工作时间可控性对工作—家庭冲突、工作满意度和工作投入的
分层多元回归分析

预测变量	工作—家庭冲突		工作满意度		工作投入	
	ΔR^2	β	ΔR^2	β	ΔR^2	β
步骤 1	0.103***		0.028		0.028	
控制变量[a]						
步骤 2	0.103***		0.107***		0.058***	
MCD vs. LCD		−0.31***		0.34***		0.24**
HCD vs. LCD		−0.35***		0.33***		0.24***
步骤 3	0.022		0.017		0.003	
MCD × G		−0.16		0.10		0.10
HCD × G		−0.23*		0.21*		0.01

续表

预测变量	工作—家庭冲突		工作满意度		工作投入	
	ΔR^2	β	ΔR^2	β	ΔR^2	β
MCD × D		−0.06		−0.04		0.02
HCD × D		−0.12		0.04		0.01
总 R^2	0.228		0.152***		0.090*	

注：CI＝置信区间，HCD＝高日常工作时间可控性，MCD＝中等日常工作时间可控性，LCD＝低日常工作时间可控性，G＝性别，D＝是否有家人需要照顾。

a 控制变量包括性别、年龄、婚姻状态、需照顾者情况、学历和收入。

* $p<0.05$，* * $p<0.01$，* * * $p<0.001$。

（三）付出—回报失衡与工作时间可控性的交互作用

在本研究中，进行了多层次回归分析，以研究付出—回报失衡（充分奖励和不充分奖励）和工作时间可控性（低、中和高水平）对因变量的组合效应（假设4）。此外，还研究了付出—回报失衡和工作时间可控性之间的交互作用是否显著增加了对因变量的解释。在步骤1中输入个人信息作为控制变量；在步骤2中输入付出—回报失衡和工作时间可控性，对于付出—回报失衡，付出大于奖励是参照组，对于工作时间可控性，低工作时间可控性是参照组；在步骤3中，输入付出—回报失衡和工作时间可控性之间的相互作用。

总的来说，付出—回报失衡和工作时间可控性显著增加了对因变量的解释，包括抑郁、焦虑、压力、整体心理健康、慢性疲劳、急性疲劳、轮班恢复、工作—家庭冲突、工作满意度、离职倾向和工作投入。

此外，假设4得到部分支持：付出—回报失衡和工作时间可控性的交互作用在焦虑、整体心理健康和工作满意度方面显著。低工作时间可控性员工比中等或高度工作时间可控性员工的焦虑、整体心理健康和工作满意度在付出超过奖励和付出小于或等于奖励之间的差异显著大于中等或高度工作时间可控性的员工，这可能表明足够的奖励对低工作时间可控性的员工更重要，以下部分详细报告了这些结果。

表6-18表明，在控制了个人特征的潜在影响后，付出—回报失衡和工作时间可控性在统计学意义上增加了对抑郁的解释，$R^2=0.125$，$\Delta R^2=$

0.064，ΔF（3，254）$=6.15$，$p < 0.001$，95% $CI=$ [8.71，16.31]。付出—回报失衡和工作时间可控性的交互作用没有显著增加这一解释，$R^2=0.143$，$\Delta R^2=0.018$，ΔF（2，252）$=2.70$，$p=0.069$，95% $CI=$ [9.12，16.75]。然而，低工作时间可控性组内，付出大于奖励的员工与付出小于等于奖励的员工之间的抑郁差异显著大于中等工作时间可控性的员工，t（252）$=2.26$，$p=0.025$。

表 6-18　付出—回报失衡和工作时间可控性对心理健康的多元回归分析

预测变量	抑郁		焦虑		压力		整体心理健康	
	ΔR^2	β	ΔR^2	β	ΔR^2	β	ΔR^2	β
步骤 1	0.061*		0.075**		0.087**		0.079**	
控制变量[a]								
步骤 2	0.064***		0.050**		0.088***	-0.22***	0.074***	
ERI		-0.19**		-0.16**		-0.20**		-0.21**
M vs. L		-0.19**		-0.17*		-0.18**		-0.20**
H vs. L		-0.08		-0.12				-0.14
步骤 3	0.018		0.037**		0.012	0.22	0.023*	
ERI × M		0.26*		0.37**		0.17		0.30**
ERI × H		0.11		0.30**				0.20
总 R^2	0.143***		0.163***		0.188***		0.176***	

注：ERI＝付出—回报失衡，H＝高工作时间可控性，M＝中等工作时间可控性，L＝低工作时间可控性。

[a]控制变量包括性别、年龄、婚姻状态、需照顾者情况、学历和收入。

* $p < 0.05$，＊＊$p < 0.01$，＊＊＊$p < 0.001$。

　　在控制了个人特征的潜在影响后，付出—回报失衡和工作时间可控性在统计学意义上增加了对焦虑的解释，$R^2=0.175$，$\Delta R^2=0.050$，ΔF（3，254）$=9.08$，$p < 0.001$，95% $CI=$ [11.35，17.98]。付出—回报失衡和工作时间可控性的交互作用显著增加了这一解释，$R^2=0.163$，$\Delta R^2=0.037$，ΔF（2，252）$=5.53$，$p=0.004$，95% $CI=$ [12.22，19.33]。图 6-1 显示，低工作时间可控性组员工中，付出大于回报和付出小于或等于回报之间的焦虑差异显著大于中等工作时间可控性组的差异[t（252）$=3.20$，$p=0.002$]和高工作时间可控性组的差异[t（252）$=2.65$，$p=0.009$]。

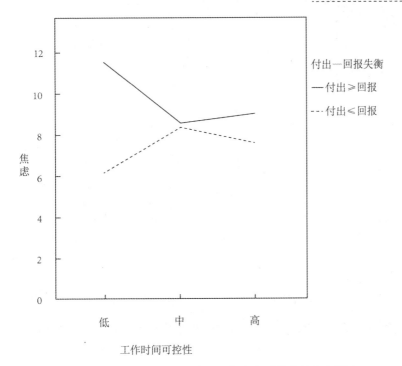

图 6-1 工作时间可控性和付出—回报失衡对焦虑的交互影响

在控制了个人特征的潜在影响后，付出—回报失衡和工作时间可控性在统计学意义上增加了对压力的解释，$R^2 = 0.175$，$\Delta R^2 = 0.050$，ΔF (3，254) $= 9.08$，$p < 0.001$，$95\% \ CI = [11.35, 17.98]$。付出—回报失衡和工作时间可控性的交互作用没有显著增加这一解释，$R^2 = 0.188$，$\Delta R^2 = 0.012$，ΔF (2，252) $= 1.91$，$p = 0.150$，$95\% \ CI = [11.77, 18.44]$。

在控制了个人特征的潜在影响后，付出—回报失衡和工作时间可控性在统计学意义上增加了对整体心理健康的解释，$R^2 = 0.153$，$\Delta R^2 = 0.074$，ΔF (3，254) $= 7.38$，$p < 0.001$，$95\% \ CI = [32.20，52.08]$。付出—回报失衡和工作时间可控性的交互作用显著增加了这一解释，$R^2 = 0.176$，$\Delta R^2 = 0.023$，ΔF (2，252) $= 3.55$，$p = 0.030$，$95\% \ CI = [33.87, 53.75]$。图 6-2 显示，低工作时间可控性组的付出大于回报和付出小于或等于回报之间的心理健康差异显著大于中等工作时间可控性组的差异，t (252) $= 2.65$，$p = 0.009$。

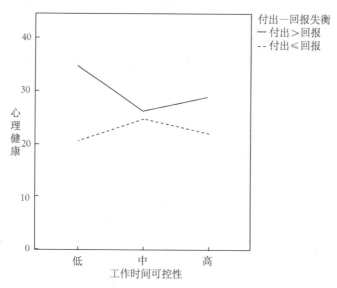

图 6-2 工作时间可控性和付出—回报失衡对整体心理健康的交互影响

表 6-19 表明，在控制了个人特征的潜在影响后，付出—回报失衡和工作时间可控性在统计学意义上增加了对慢性疲劳的解释，$R^2 = 0.183$，$\Delta R^2 = 0.151$，$\Delta F (3, 254) = 15.60$，$p < 0.001$，$95\% CI = [52.30, 86.81]$。付出—回报失衡和工作时间可控性的交互作用并没有显著增加这一解释，$R^2 = 0.192$，$\Delta R^2 = 0.010$，$\Delta F (2, 252) = 1.48$，$p = 0.229$，$95\% CI = [51.75, 86.55]$。

在控制了个人特征的潜在影响后，付出—回报失衡和工作时间可控性在统计学意义上增加了对急性疲劳的解释，$R^2 = 0.275$，$\Delta R^2 = 0.223$，$\Delta F (3, 254) = 26.04$，$p < 0.001$，$95\% CI = [62.94, 90.76]$。付出—回报失衡和工作时间可控性的交互作用没有显著增加这一解释，$R^2 = 0.285$，$\Delta R^2 = 0.010$，$\Delta F (2, 252) = 1.78$，$p = 0.170$，$95\% CI = [62.99, 91.01]$。

在控制了个人特征的潜在影响后，付出—回报失衡和工作时间可控性在统计学意义上增加了对轮班间恢复的解释，$R^2 = 0.105$，$\Delta R^2 = 0.078$，$\Delta F (3, 254) = 7.41$，$p < 0.001$，$95\% CI = [21.33, 50.23]$。付出—回报失衡和工作时间可控性的交互作用没有显著增加这一解释，$R^2 = 0.107$，$\Delta R^2 = 0.001$，$\Delta F (2, 252) = 0.18$，$p = 0.833$，$95\% CI = [21.76, 51.05]$。

表 6-19 付出—回报失衡和工作时间可控性对疲劳和恢复的多元回归分析

预测变量	慢性疲劳		急性疲劳		恢复	
	ΔR^2	β	ΔR^2	β	ΔR^2	β
步骤 1	0.032		0.052		0.027	
控制变量[a]						
步骤 2	0.151***		0.223***		0.078***	
ERI		−0.22***		−0.21***		0.08
M vs. L		−0.34***		−0.38***		0.28***
H vs. L		−0.30***		−0.46		0.28***
步骤 3	0.010		0.010		0.001	
ERI × M		0.08		0.13		0.07
ERI × H		−0.09		−0.05		
总 R^2	0.192***		0.285***		0.107**	0.06

注：ERI＝付出—回报失衡，H＝高工作时间可控性，M＝中等工作时间可控性，L＝低工作时间可控性。

[a] 控制变量包括性别、年龄、婚姻状态、需照顾者情况、学历和收入。

* $p<0.05$，＊＊ $p<0.01$，＊＊＊ $p<0.001$。

表 6-20 表明，在控制了个人特征的潜在影响后，付出—回报失衡和工作时间可控性在统计学意义上增加了对工作—家庭冲突的解释，$R^2＝0.270$，$\Delta R^2＝0.168$，$\Delta F (3, 254)＝19.44$，$p<0.001$，95% $CI＝[32.09, 44.37]$。付出—回报失衡和工作时间可控性的交互作用没有显著增加这一解释，$R^2＝0.272$，$\Delta R^2＝0.002$，$\Delta F (2, 252)＝0.26$，$p＝0.769$，95% $CI＝[32.25, 44.69]$。

表 6-20 付出—回报失衡和工作时间可控性对工作—家庭冲突、工作满意度和工作投入的多元回归分析

预测变量	工作—家庭冲突		工作满意度		工作投入	
	ΔR^2	β	ΔR^2	β	ΔR^2	β
步骤 1	0.103***		0.028		0.028	
控制变量[a]						

预测变量	工作—家庭冲突		工作满意度		工作投入	
	ΔR^2	β	ΔR^2	β	ΔR^2	β
步骤2	0.168***		0.256***		0.107***	
ERI		−0.17**		0.36***		0.20**
M vs. L		−0.34***		0.39***		0.25**
H vs. L		−0.40***		0.30***		0.26**
步骤3	0.002		0.042**		0.011	
ERI × M		0.08		−0.41***		−0.17
ERI × H		0.04		−0.23*		−0.20
总 R^2	0.272***		0.326***		0.146***	

注：ERI＝付出—回报失衡，H＝高工作时间可控性，M＝中等工作时间可控性，L＝低工作时间可控性。

a 控制变量包括性别、年龄、婚姻状态、需照顾者情况、学历和收入。

* $p<0.05$，＊＊ $p<0.01$，＊＊＊ $p<0.001$。

在控制了个人特征的潜在影响后，付出—回报失衡和工作时间可控性在统计学意义上增加了对工作满意度的解释，$R^2=0.284$，$\Delta R^2=0.256$，$\Delta F(3,254)=30.31$，$p<0.001$，$95\% CI=[9.02,14.37]$。付出—回报失衡和工作时间可控性的交互作用显著增加了这一解释，$R^2=0.326$，$\Delta R^2=0.042$，$\Delta F(2,252)=7.83$，$p=0.001$，$95\% CI=[8.47,13.72]$。图 6-3 表明，低工作时间可控性组的付出大于回报和付出小于或等于回报之间的工作满意度差异显著大于中等工作时间可控性组的差异，$t(252)=-3.96$，$p<0.001$ 和高工作时间可控性组的差异，$t(252)=-2.26$，$p=0.025$。

在控制了个人特征的潜在影响后，付出—回报失衡和工作时间可控性在统计学意义上增加了对工作投入的解释，$R^2=0.136$，$\Delta R^2=0.107$，$\Delta F(3,254)=10.49$，$p<0.001$，$95\% CI=[14.64,33.28]$。付出—回报失衡和工作时间可控性的交互作用并没有显著增加这一解释，$R^2=0.146$，$\Delta R^2=0.011$，$\Delta F(2,252)=1.60$，$p=0.203$，$95\% CI=$

[13.35，32.14]。

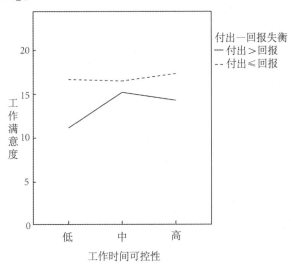

图 6-3 工作时间可控性和付出—回报失衡对工作满意度的交互影响

采用二元逻辑回归分析探讨付出—回报失衡和工作时间可控性对离职倾向的组合效应。结果表明，在控制了个人特征的潜在影响后，付出—回报失衡和工作时间可控性对离职倾向的解释具有统计学意义，$R^2=0.167$，$\Delta R^2=0.078$，χ^2（3）$=16.48$，$p=0.001$。付出—回报失衡和工作时间可控性的交互作用没有显著增加这一解释，$R^2=0.180$，$\Delta R^2=0.013$，χ^2（2）$=3.05$，$p=0.219$。

（四）非自愿和自愿加班

本研究一方面探讨了非自愿加班（工作量和服从）和自愿加班（外在动机和内在动机）对因变量（假设5）的解释性影响；另一方面显示了非自愿和自愿加班与付出—回报失衡和工作时间可控性之间的关系（假设6）。

1. 非自愿和自愿加班与因变量的关系

表 6-21 显示，非自愿加班与较高的抑郁、焦虑、压力、整体心理健康、慢性疲劳、急性疲劳、工作—家庭冲突、离职倾向和较低的轮班间恢复、工作满意度和工作投入度显著相关。然而，自愿加班与较低的抑郁、焦虑、压力、整体心理健康、慢性疲劳、急性疲劳、工作—家庭冲突、离职倾向以及较高的工作满意度和工作投入显著相关。

表 6-21　非自愿和自愿加班与因变量的相关关系

因变量	非自愿加班	自愿加班
抑郁	0.51***	−0.29***
焦虑	0.52***	−0.21***
压力	0.57***	−0.24***
整体心理健康	0.57***	−0.26***
慢性疲劳	0.48***	−0.25***
急性疲劳	0.47***	−0.43**
轮班间恢复	−0.16**	0.10
工作—家庭冲突	0.51***	−0.25***
工作满意度	−0.54***	0.62***
离职倾向	0.32***	−0.18**
工作投入	−0.24***	0.64**

注：$* p < 0.05$，$* * p < 0.01$，$* * * p < 0.001$。

此研究还进行了分层回归分析，以研究在控制个人特征的潜在影响后，非自愿加班（包括工作量和服从）和自愿加班（外在动机和内在动机）对因变量的影响。在步骤 1 中输入个人信息，在步骤 2 中输入非自愿和自愿加班的四个维度。

总的来说，假设 5 得到了支持，四个维度对因变量的解释做出了不同的贡献。服从和内在动机对抑郁、焦虑和整体心理健康做出了重要解释；工作量、服从和内在动机对压力、慢性疲劳和急性疲劳做出了重要解释；内在动机对轮班间恢复有显著影响；工作量和服从对工作—家庭冲突有显著影响；工作量、服从、外在动机和内在动机对工作满意度做出重要解释；工作量、外在动机和内在动机对工作投入有显著影响；工作量和内在动机对离职倾向做出了重要解释。此外，非自愿加班和自愿加班对因变量的影响与之相反。

表 6-22 显示，在控制了个人特征的潜在影响后，非自愿和自愿加班显著增加了对抑郁的解释，$R^2 = 0.396$，$\Delta R^2 = 0.335$，$\Delta F (4, 253) = 35.03$，$p < 0.001$，$95\% \ CI = [−0.27, 9.35]$。解释主要是由服从（$\beta = 0.50$，$p < 0.001$）和内在动机（$\beta = −0.22$，$p = 0.002$）贡献的；对

焦虑的解释，$R^2 = 0.413$，$\Delta R^2 = 0.321$，ΔF （4，253） $= 34.35$，$p < 0.001$，$95\% CI = [-0.27, 9.35]$。解释主要是由服从（$\beta = 0.50$，$p < 0.001$）和内在动机（$\beta = -0.19$，$p = 0.006$）贡献的；对压力的解释，$R^2 = 0.383$，$\Delta R^2 = 0.296$，ΔF （4，253） $= 33.38$，$p < 0.001$，$95\% CI = [0.39, 9.12]$。解释主要由工作量（$\beta = 0.18$，$p = 0.003$），服从（$\beta = 0.41$，$p < 0.001$）和内在动机（$\beta = -0.17$，$p = 0.016$）贡献的；对整体心理健康的解释，$R^2 = 0.429$，$\Delta R^2 = 0.349$，ΔF （4，253） $= 38.67$，$p < 0.001$，$95\% CI = [2.98, 27.85]$。解释主要是由服从（$\beta = 0.50$，$p < 0.001$）和内在动机（$\beta = -0.20$，$p = 0.004$）贡献的。

表 6-22 非自愿和自愿加班对心理健康解释的分层多元回归分析

预测变量	抑郁		焦虑		压力		整体心理健康	
	ΔR^2	β	ΔR^2	β	ΔR^2	β	ΔR^2	β
步骤1	0.061*		0.091**		0.087**		0.079**	
控制变量[a]								
步骤2	0.335***		0.321***		0.296***		0.349***	
工作量		0.03		0.06		0.18**		0.09
服从		0.50***		0.50***		0.41***		0.50***
外在动机		0.03		0.05		0.05		0.05
内在动机		-0.22**		-0.19**		-0.17*		-0.20**
总 R^2	0.335***		0.413***		0.383***		0.429***	

注：CI = 置信区间，[a] 控制变量包括性别、年龄、婚姻状态、需照顾者情况、学历和收入。

* $p < 0.05$，* * $p < 0.01$，* * * $p < 0.001$。

表 6-23 显示，在控制了个人特征的潜在影响后，非自愿和自愿加班显著增加了对慢性疲劳的解释，$R^2 = 0.276$，$\Delta R^2 = 0.244$，ΔF （4，253） $= 21.31$，$p < 0.001$，$95\% CI = [-4.87, 44.58]$。解释主要由工作量（$\beta = 0.21$，$p = 0.002$），服从（$\beta = 0.32$，$p < 0.001$）和内在动机（$\beta = -0.18$，$p = 0.019$）贡献；对急性疲劳的解释，$R^2 = 0.329$，$\Delta R^2 = 0.277$，ΔF （4，253） $= 26.07$，$p < 0.001$，$95\% CI = [35.37, 76.13]$。解释主要由工作量（$\beta = 0.22$，$p = 0.001$），服从（$\beta = 0.17$，$p = 0.010$）和内在动机（$\beta = -0.28$，$p < 0.001$）贡献；恢复，$R^2 = 0.077$，$\Delta R^2 = 0.050$，ΔF （4，253） $= 3.39$，$p = 0.010$，$95\% CI = [23.28, 67.98]$。解释主要来自内在动机（$\beta = 0.23$，$p = 0.008$）。

表 6-23　非自愿和自愿加班对疲劳和恢复的分层多元回归分析

预测变量	慢性疲劳		急性疲劳		恢复	
	ΔR^2	β	ΔR^2	β	ΔR^2	β
步骤 1	0.032		0.052		0.027	
控制变量[a]						
步骤 2	0.244***		0.277***		0.050*	
工作量		0.21**		0.22**		−0.04
服从		0.32***		0.17*		−0.08
外在动机		0.03		−0.09		−0.15
内在动机		−0.18*		−0.28***		0.23**
总 R^2	0.276***		0.329***		0.077*	

注：CI＝置信区间，[a]控制变量包括性别、年龄、婚姻状态、需照顾者情况、学历和收入。

*p<0.05，**p<0.01，***p<0.001。

表 6-24 显示，在控制了个人特征的潜在影响后，非自愿和自愿加班显著增加了对工作—家庭冲突的解释，R^2＝0.304，ΔR^2＝0.201，ΔF (4, 253) ＝18.31，p<0.001，95% CI＝ [10.44, 28.70]。解释主要由工作量 (β＝0.27，p<0.001) 和服从 (β＝0.21，p＝0.001) 贡献；对工作满意度的解释，R^2＝0.554，ΔR^2＝0.526，ΔF (4, 253) ＝74.61，p<0.001，95% CI＝ [11.49, 17.91]。解释由工作量 (β＝−0.32，p<0.001)，服从 (β＝−0.13，p＝0.014)，外在动机 (β＝0.12，p＝0.038) 和内在动机 (β＝0.45，p<0.001) 贡献；对工作投入的解释，R^2＝0.455，ΔR^2＝0.426，ΔF (4, 253) ＝49.44，p<0.001，95% CI＝ [−4.77, 17.77]。解释主要由工作量 (β＝−0.12，p＝0.041)，外在动机 (β＝0.16，p＝0.016) 和内在动机 (β＝0.53，p<0.001) 贡献。

采用二元逻辑回归分析研究非自愿和自愿加班对离职倾向的影响。在控制了个人特征的潜在影响后，非自愿和自愿加班对离职倾向的解释具有统计学意义，R^2＝0.229，ΔR^2＝0.140，χ^2 (4) ＝30.67，p<0.001。解释主要来自工作量 (B＝0.11，p＝0.002) 和内在动机 (B＝−0.18，p＝0.002)。

表 6-24　非自愿和自愿加班对工作—家庭冲突、工作满意度和工作投入的分层多元回归分析

预测变量	工作—家庭冲突		工作满意度		工作投入	
	ΔR^2	β	ΔR^2	β	ΔR^2	β
步骤 1	0.103***		0.028		0.028	
控制变量[a]						
步骤 2	0.201***		0.526***		0.426***	
工作量		0.27***		−0.32***		−0.12*
服从		0.21**		−0.13*		0.05
外在动机		−0.06		0.12*		0.16*
内在动机		−0.10		0.45***		0.53***
总 R^2	0.304***		0.554***		0.455***	

注：CI＝置信区间，[a]控制变量包括性别、年龄、婚姻状态、需照顾者情况、学历和收入。

* $p<0.05$，* * $p<0.01$，* * * $p<0.001$。

2. 非自愿和自愿加班与付出—回报失衡和工作时间可控性的关系

进行 Pearson 相关分析以检验假设 6。结果如表 6-25 所示，非自愿加班（工作量和服从）与付出—回报失衡比率呈显著正相关（分别为 $r=0.55$，$p<0.001$ 和 $r=0.42$，$p<0.001$）；自愿加班（外在动机和内在动机）与付出—回报失衡呈显著负相关（分别为 $r=-0.38$，$p<0.001$ 和 $r=-0.43$，$p<0.001$）。此外，非自愿加班（工作量和服从）与工作时间可控性呈显著负相关（分别为 $r=-0.24$，$p<0.001$ 和 $r=-0.15$，$p=0.016$）；自愿加班（外在动机和内在动机）与工作时间可控性呈显著正相关（分别为 $r=0.34$，$p<0.001$ 和 $r=0.42$，$p<0.001$）。这些结果表明，付出—回报失衡越高，工作时间可控性越低，非自愿加班程度越高；付出—回报失衡越低，工作时间可控性越高，自愿加班程度越高。

此外，进行线性回归分析以研究外在动机和内在动机对付出—回报失衡比率的影响。回归结果显示，外在动机和内在动机显著增加了对付出—回报失衡比率的解释，$R^2=0.267$，$\Delta F（2，262）=47.08$，$p<0.001$，$95\% CI=[1.50，1.71]$。外在动机（$\beta=-0.19$，$p=0.006$）和内在动

机（$\beta=-0.38$，$p<0.001$）分别影响付出—回报失衡比率。这些结果表明了付出—回报失衡与自愿加班之间的关系。进行了相同的分析以调查付出—回报失衡和工作时间可控性对自愿加班和非自愿加班的影响。付出—回报失衡（$\beta=-0.38$，$p<0.001$）和工作时间可控性（$\beta=0.30$，$p<0.001$）显著增加了对自愿加班的解释，$R^2=0.304$，ΔF（2，262）$=57.22$，$p<0.001$，$95\%\ CI=$［23.15，31.68］；付出—回报失衡和工作时间可控性对非自愿加班的解释作用主要来自付出—回报失衡（$\beta=0.56$，$p<0.001$），而不是工作时间可控性（$\beta=-0.04$，$p=0.445$），$R^2=0.33$，ΔF（2，262）$=64.63$，$p<0.001$，$95\%\ CI=$［11.60，23.08］。

表 6-25　非自愿和自愿加班与付出—回报失衡和工作时间可控性的相关分析

非自愿和自愿加班	付出—回报失衡比	工作时间可控性
工作量	0.55^{***}	-0.24^{***}
服从	0.42^{***}	-0.15^{*}
外部动机	-0.38^{***}	0.34^{***}
内部动机	-0.43^{***}	0.42^{***}

注：$^{*}p<0.05$，$^{**}p<0.01$，$^{***}p<0.001$。

3. 非自愿和自愿加班的中介作用

运用 SPSS PROCESS 进行 bootstrap 中介效应分析，以测试付出—回报失衡比率通过非自愿加班对因变量的间接影响以及工作时间可控性通过自愿加班对因变量的间接影响（假设 7 和假设 7a）。

（1）非自愿加班的中介作用。图 6-4～图 6-13 显示了非自愿加班对付出—回报失衡与因变量之间关系的中介作用。结果显示，付出—回报失衡显著影响非自愿加班，$\beta=18.16$，$p<0.001$。非自愿加班显著影响抑郁（$\beta=0.22$，$p<0.001$）、焦虑（$\beta=0.20$，$p<0.001$）、压力（$\beta=0.22$，$p<0.001$）、整体心理健康（$\beta=0.64$，$p<0.001$）、慢性疲劳（$\beta=0.96$，$p<0.001$）、急性疲劳（$\beta=0.48$，$p<0.001$）、工作—家庭冲突（$\beta=0.37$，$p<0.001$）和工作满意度（$\beta=-0.10$，$p<0.001$）。

除轮班间恢复和工作投入外，付出—回报失衡通过影响非自愿加班从而对抑郁的间接影响显著，$\beta=3.97$，$95\%\ CI=$［2.46，5.61］，$PM=0.61$；对焦虑，$\beta=3.72$，$95\%\ CI=$［2.37，5.17］，$PM=0.64$；

对压力，$\beta=4.00$，$95\% \ CI=[2.65，5.48]$，PM＝0.68；对整体心理健康方面，$\beta=11.68$，$95\% \ CI=[7.72，16.12]$，PM＝0.64；对于慢性疲劳，$\beta=17.50$，$95\% \ CI=[10.72，24.68]$，PM＝0.56；对于急性疲劳，$\beta=8.75$，$95\% \ CI=[3.71，14.15]$，PM＝0.26；对工作—家庭冲突，$\beta=6.72$，$95\% \ CI=[4.16，9.32]$，PM＝0.67；对工作满意度，$\beta=-1.84$，$95\% \ CI=[-2.91，-0.84]$，PM＝0.21。然而，并没有发现付出—回报失衡对恢复有显著的间接影响，$\beta=-2.04$，$95\% \ CI=[-7.64，3.63]$，PM＝0.18，对工作投入的间接影响，$\beta=-0.37$，$95\% \ CI=[-4.16，3.4]$，PM＝0.02。

此外，结果表明假设 7 得到部分支持：非自愿加班是付出—回报失衡与抑郁、整体心理健康、慢性疲劳、急性疲劳和工作满意度之间关系的部分中介，也是付出—回报失衡与焦虑、压力和工作—家庭冲突之间关系的完全中介。

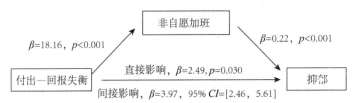

图 6-4　付出—回报失衡、非自愿加班与抑郁的关系

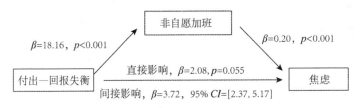

图 6-5　付出—回报失衡、非自愿加班与焦虑的关系

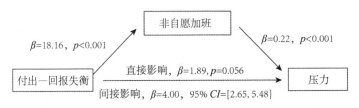

图 6-6　付出—回报失衡、非自愿加班与压力的关系

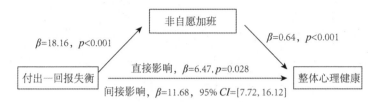

图 6-7 付出—回报失衡、非自愿加班与整体心理健康的关系

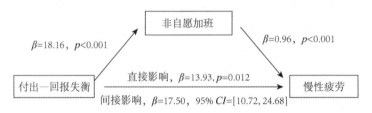

图 6-8 付出—回报失衡、非自愿加班与慢性疲劳的关系

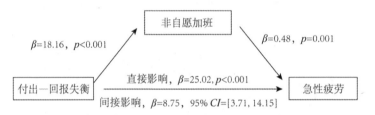

图 6-9 付出—回报失衡、非自愿加班与急性疲劳的关系

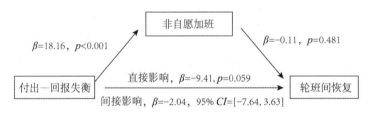

图 6-10 付出—回报失衡、非自愿加班与恢复的关系

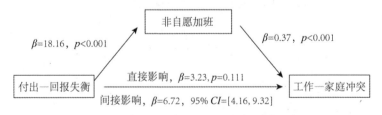

图 6-11 付出—回报失衡、非自愿加班与工作家庭冲突的关系

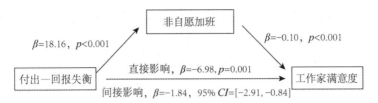

图 6-12 付出—回报失衡、非自愿加班与工作满意度的关系

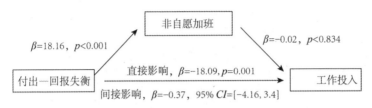

图 6-13 付出—回报失衡、非自愿加班与工作投入的关系

（2）自愿加班的中介作用。图 6-14～图 6-23 显示了自愿加班对工作时间可控性与因变量之间关系的中介作用。结果显示，工作时间可控性显著影响自愿加班，$\beta=0.43$，$p<0.001$。自愿加班显著影响抑郁（$\beta=-0.20$，$p<0.001$），焦虑（$\beta=-0.12$，$p=0.007$），压力（$\beta=-0.11$，$p=0.006$），整体心理健康（$\beta=-0.43$，$p<0.001$），慢性疲劳（$\beta=-0.56$，$p=0.011$），急性疲劳（$\beta=-0.87$，$p<0.001$），工作—家庭冲突（$\beta=-0.15$，$p=0.047$），工作满意度（$\beta=0.33$，$p<0.001$）和工作投入（$\beta=1.14$，$p<0.001$）。

除了恢复，工作时间可控性通过自愿加班对抑郁有显著的间接影响，$\beta=-0.09$，$95\% \ CI=[-0.15，-0.03]$，PM＝0.92；对焦虑，$\beta=-0.05$，$95\% \ CI=[-0.11，-0.004]$，PM＝0.49；对压力，$\beta=-0.05$，$95\% \ CI=[-0.11，-0.005]$，PM＝0.34；对整体心理健康，$\beta=-0.19$，$95\% \ CI=[-0.36，-0.05]$，PM＝0.54；对于慢性疲劳，$\beta=-0.24$，$95\% \ CI=[-0.51，-0.03]$，PM＝0.25；对于急性疲劳，$\beta=-0.38$，$95\% \ CI=[-0.61，-0.20]$，PM＝0.29；对工作满意度，$\beta=0.14$，$95\% \ CI=[0.09，0.20]$，PM＝0.71；对工作投入，$\beta=0.49$，$95\% \ CI=[0.33，0.68]$。对于工作投入，直接影响和间接影响的符号相反，被认为是一种不一致的中介模型，根据 Wen and Fan（2015）的建议，这种情况下效应大小不确定。本研究未发现工作时间可控性对轮班间恢

复：$\beta=0.04$，$95\%\ CI=[-0.15,\ 0.25]$，PM $=0.18$ 和工作—家庭冲突：$\beta=-0.07$，$95\%\ CI=[-0.17,\ 0.01]$，PM $=0.14$ 有显著的间接影响。

结果表明，假设 7a 得到部分支持：自愿加班是工作时间可控性与压力、慢性疲劳、急性疲劳和工作—家庭冲突之间关系的部分中介，也是工作时间可控性与抑郁、焦虑、整体心理健康、工作满意度和工作投入之间关系的完全中介。

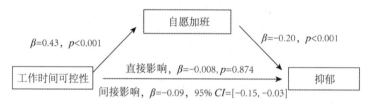

图 6-14　工作时间可控性、自愿加班与抑郁的关系

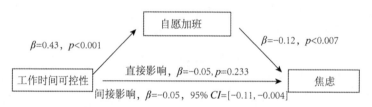

图 6-15　工作时间可控性、自愿加班与焦虑的关系

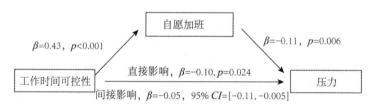

图 6-16　工作时间可控性、自愿加班与压力的关系

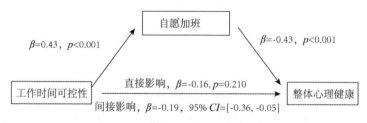

图 6-17　工作时间可控性、自愿加班与心理健康的关系

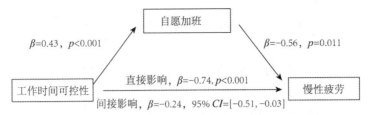

图 6-18　工作时间可控性、自愿加班与慢性疲劳的关系

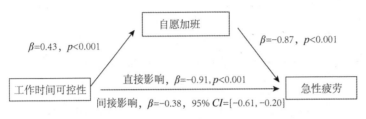

图 6-19　工作时间可控性、自愿加班与急性疲劳的关系

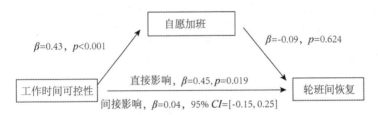

图 6-20　工作时间可控性、自愿加班与恢复的关系

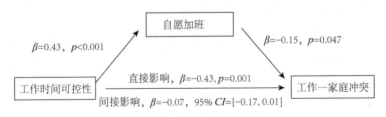

图 6-21　工作时间可控性、自愿加班与工作家庭冲突的关系

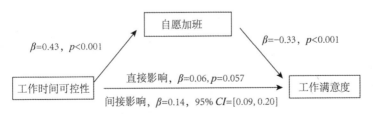

图 6-22　工作时间可控性、自愿加班与工作满意度的关系

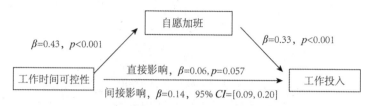

图 6-23　工作时间可控性、自愿加班与工作投入的关系

三、付出—回报失衡、工作时间可控性和自愿加班的调节作用

进行了调节效应回归分析，以研究付出—回报失衡、工作时间可控性（包括对休息时间的控制和对日常工作时间的控制）和自愿加班对本研究中加班时间与因变量之间关系的调节作用（假设 8、8a、8b 和 8c）。

总的来说，本研究发现付出—回报失衡对加班时间与工作满意度之间的关系有调节作用；控制休息时间对加班时间与焦虑、压力、整体心理健康、急性疲劳、恢复、工作—家庭冲突和工作满意度之间关系有调节作用；控制日常工作时间对加班时间与焦虑、压力、工作—家庭冲突和工作满意度之间关系有调节作用；自愿加班对加班时间与除离职倾向外的所有因变量之间关系有调节作用。

（一）付出—回报失衡对加班时间与因变量之间关系的调节作用

结果表明，付出—回报失衡与加班时间的交互作用显著增加了对工作满意度的解释，$R^2 = 0.196$，$\Delta R^2 = 0.021$，$\Delta F\ (1,\ 254) = 6.54$，$p = 0.011$，$95\%\ CI = [0.01,\ 0.04]$。交互作用如图 6-24 所示，显示了加班时间对工作满意度在两个奖励水平条件下的影响。两个奖励水平的加班时间斜率差异显著，$B = 0.19$，$p = 0.011$。

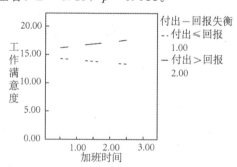

图 6-24　付出—回报失衡对加班时间和工作满意度之间关系的影响

然而，付出—回报失衡与加班时间的交互作用并没有显著增加对其他因变量的解释，包括抑郁，$R^2=0.107$，$\Delta R^2=0.002$，$\Delta F(1, 254)=0.50$，$p=0.478$，$95\% \ CI=[-0.26, 0.12]$；焦虑，$R^2=0.118$，$\Delta R^2=0.009$，$\Delta F(1, 254)=2.52$，$p=0.114$，$95\% \ CI=[-0.33, 0.04]$；压力，$R^2=0.152$，$\Delta R^2=0.006$，$\Delta F(1, 254)=1.70$，$p=0.193$，$95\% \ CI=[-0.28, 0.06]$；整体心理健康，$R^2=0.136$，$\Delta R^2=0.006$，$\Delta F(1, 254)=1.63$，$p=0.203$，$95\% \ CI=[-0.84, 0.18]$；慢性疲劳，$R^2=0.124$，$\Delta R^2=0.008$，$\Delta F(1, 254)=2.33$，$p=0.128$，$95\% \ CI=[-1.60, 0.20]$；急性疲劳，$R^2=0.156$，$\Delta R^2=0.007$，$\Delta F(1, 254)=2.04$，$p=0.155$，$95\% \ CI=[-1.31, 0.21]$；轮班间恢复，$R^2=0.074$，$\Delta R^2=0.007$，$\Delta F(1, 254)=2.03$，$p=0.156$，$95\% \ CI=[-0.21, 1.28]$；工作—家庭冲突，$R^2=0.183$，$\Delta R^2=0.008$，$\Delta F(1, 254)=2.56$，$p=0.111$，$95\% \ CI=[-0.59, 0.06]$；离职倾向，$R^2=0.163$，$\Delta R^2=0.005$，$\chi^2(1)=1.12$，$p=0.291$，$95\% \ CI=[0.87, 1.04]$；工作投入，$R^2=0.089$，$\Delta R^2=0.007$，$\Delta F(1, 254)=2.08$，$p=0.151$，$95\% \ CI=[-0.13, 0.84]$。

因此，假设 8 仅得到部分支持：付出—回报失衡调节加班时间与工作满意度之间的关系，而未发现对加班时间与整体心理健康、工作—家庭冲突以及离职倾向和工作投入之间的关系有调节作用。

（二）工作时间可控性对加班时间与因变量之间关系的调节作用

1. 休息时间可控性对加班时间与因变量之间关系的调节作用

表 6-26 表明，加班时间与休息时间可控性的交互作用显著增加了对焦虑的解释，$R^2=0.059$，$\Delta R^2=0.019$，$\Delta F(1, 261)=5.21$，$p=0.023$，$95\% \ CI=[-0.17, -0.01]$；对压力的解释，$R^2=0.118$，$\Delta R^2=0.054$，$\Delta F(1, 261)=16.00$，$p<0.001$，$95\% \ CI=[-0.23, -0.08]$；对整体心理健康的解释，$R^2=0.076$，$\Delta R^2=0.028$，$\Delta F(1, 261)=7.77$，$p=0.006$，$95\% \ CI=[-0.56, -0.10]$。

通过测试加班时间在三个休息时间可控性水平条件下的影响来探索交互作用：低于平均值 1 个标准偏差，在平均值，以及高于平均值 1 个标准偏差。如表 6-26 所示，当对休息时间的控制低于平均值 1 个标准差时，加班时间与焦虑（$B=0.16$，$p=0.010$），压力（$B=0.21$，$p<0.001$）和整体心理健康（$B=0.52$，$p=0.002$）显著相关；但当对休息时间的控制为平均值（$B=0.06$，$p=0.163$；$B=0.05$，$p=0.208$；$B=0.19$，$p=0.116$）或高于平均值 1 个标准差时（$B=-0.04$，$p=0.554$；$B=-0.11$，$p=0.060$；$B=-0.14$，$p=0.415$），则相关不显著。

此外，Johnson-Neyman 区域性显著表明，加班时间与焦虑和心理健康之间的关系在对休息时间的控制分别低于平均值 0.29 和 0.15 以上个标准差时显著，但在休息时间可控性值较高时不显著。加班时间与压力呈显著正相关，当对休息时间的控制比平均值低 0.19 个标准差以上，但在休息时间可控性值较高时则不显著；当对休息时间的控制高于平均值 1.05 个标准差时，加班时间与压力呈负相关。

表 6-26　休息时间可控性对加班时间和心理健康关系的调节作用

预测变量	焦虑		压力		整体心理健康	
	ΔR^2	β	ΔR^2	β	ΔR^2	β
常量	8.81***	[8.27, 9.34]	9.21***	[8.72, 9.70]	26.80***	[25.31, 28.29]
OH	0.06	[-0.03, 0.15]	0.05	[-0.03, 0.13]	0.19	[-0.05, 0.43]
CT	-0.69*	[-1.23, -0.15]	-0.86**	[-1.36, 0.36]	-2.11**	[-3.62, -0.60]
OH×CT	-0.10*	[-0.17, 0.01]	-0.16***	[-0.23, 0.08]	-0.33**	[-0.56, -0.10]
LCT	0.16*	[0.04, 0.28]	0.21***	[0.10, 0.32]	0.52**	[0.19, 0.85]
MCT	0.06	[-0.03, 0.15]	0.05	[-0.03, 0.13]	0.19	[-0.05, 0.43]
HCT	-0.04	[-0.16, 0.08]	-0.11	[-0.22, 0.01]	-0.14	[-0.47, 0.20]

注：CI＝置信区间，OH＝加班时间，CT＝休息时间可控性，HCT＝高休息时间可控性，MCT＝中等休息时间可控性，LCT＝低休息时间可控性。

焦虑：$R^2=0.059$，$\Delta R^2=0.019$；压力：$R^2=0.118$，$\Delta R^2=0.054$；心理健康：$R^2=0.076$，$\Delta R^2=0.028$。

* $p<0.05$，＊＊$p<0.01$，＊＊＊$p<0.001$。

表 6-27 表明加班时间与休息时间可控性的交互作用显著增加了对急性疲劳的解释，$R^2 = 0.221$，$\Delta R^2 = 0.013$，ΔF（1, 261）$= 4.28$，$p = 0.040$，$95\% \ CI =$ [-0.66, -0.02]；对恢复的解释，$R^2 = 0.077$，$\Delta R^2 = 0.018$，ΔF（1, 261）$= 5.13$，$p = 0.024$，$95\% \ CI =$ [0.05, 0.71]。此外，条件效应表明，当对休息时间的控制低于平均值 1 个标准偏差时，加班时间与急性疲劳和轮班间恢复显著相关（$B = 0.84$，$p < 0.001$ 和 $B = -0.81$，$p = 0.001$），等于平均值时也显著相关（$B = 0.50$，$p = 0.003$ 和 $B = -0.43$，$p = 0.012$），但高于平均值 1 个标准差时则不显著相关（$B = 0.16$，$p = 0.496$ 和 $B = -0.05$，$p = 0.826$）。

Johnson-Neyman 区域性显著表明，当休息时间可控性分别比平均值低 0.42 和 0.23 以上个标准差时，加班时间与急性疲劳和轮班间恢复之间的相关是显著的，但在休息时间可控性值较高时不显著。

此外，加班时间与休息时间可控性的交互作用显著增加了对工作—家庭冲突的解释，$R^2 = 0.196$，$\Delta R^2 = 0.022$，ΔF（1, 261）$= 7.28$，$p = 0.007$，$95\% \ CI =$ [-0.34, -0.05] 和对工作满意度的解释，$R^2 = 0.144$，$\Delta R^2 = 0.025$，ΔF（1, 261）$= 7.77$，$p = 0.006$，$95\% \ CI =$ [0.03, 0.16]。当对休息时间的控制低于平均值（$B = 0.44$，$p < 0.001$）和等于平均值（$B = 0.24$，$p = 0.002$）时，加班时间与工作—家庭冲突显著相关，但高于平均值 1 个标准差时，相关不显著（$B = 0.04$，$p = 0.692$）。当休息时间控制低于平均值 1 个标准差时加班时间与工作满意度显著相关（$B = -0.11$，$p = 0.023$），但在休息时间控制处于平均值（$B = -0.02$，$p = 0.634$）和高于平均值一个标准差（$B = 0.08$，$p = 0.110$）时相关不显著。

Johnson-Neyman 区域性显著表明，当对休息时间的控制比平均值低 0.41 以上个标准差时，加班时间与工作—家庭冲突之间的关系是显著的，但在休息时间可控性值较高时则不显著。当休息时间可控性比平均值低 0.70 个标准差时，加班时间与工作满意度呈显著负相关，但在较高的休息时间控制值时不显著；当对休息时间的控制高于平均值 1.41 个标准差时，加班时间与工作满意度呈正相关。

这项研究没有发现加班时间与休息可控性对抑郁有交互作用，$R^2 = 0.041$，$\Delta R^2 = 0.011$，ΔF（1, 261）$= 2.88$，$p = 0.091$，$95\% \ CI =$ [-0.17,

0.01]；以及慢性疲劳，$R^2=0.122$，$\Delta R^2=0.007$，$\Delta F(1, 261)=2.21$，$p=0.138$，$95\% CI=[-0.70, 0.10]$；工作投入，$R^2=0.061$，$\Delta R^2=0.009$，$\Delta F(1, 261)=2.60$，$p=0.108$，$95\% CI=[-0.04, 0.40]$。此外，二元逻辑回归分析表明，加班时间与休息时间可控性的交互作用并未显著增加对离职倾向的解释，$R^2=0.043$，$\Delta R^2=0.002$，$\chi^2(1)=0.32$，$p=0.574$。

因此，假设 8a 大部分得到支持：休息时间可控性调节加班时间与焦虑、压力、整体心理健康、急性疲劳、轮班间恢复、工作—家庭冲突和工作满意度之间的关系，而未发现对抑郁、慢性疲劳、离职倾向和工作投入有调节作用。

表 6-27　休息时间可控性对加班时间和急性疲劳、恢复、工作—家庭冲突和工作满意度关系的调节作用

预测变量	急性疲劳 B	95% CI	轮班间恢复 B	95% CI	工作—家庭冲突 B	95% CI	工作满意度 B	95% CI
常量	53.48***	[51.40, 55.55]	50.39***	[48.27, 52.50]	27.11***	[26.18, 28.04]	14.92***	[14.50, 15.34]
OH	0.50**	[0.17, 0.83]	-0.43*	[-0.77, -0.09]	0.24**	[0.09, 0.39]	-0.02	[-0.08, 0.05]
CT	-7.57***	[-9.67, -5.47]	2.82*	[0.69, 4.96]	-2.86***	[-3.79, -1.92]	1.18***	[0.76, 1.61]
OH×CT	-0.34*	[-0.66, -0.02]	0.38*	[0.05, 0.71]	-0.20**	[-0.34, -0.05]	0.09**	[0.03, 0.16]
LCT	0.84***	[0.38, 1.30]	-0.81**	[-1.28, -0.34]	0.44***	[0.23, 0.65]	-0.11*	[-0.20, -0.02]
MCT	0.50**	[0.17, 0.83]	-0.43*	[-0.77, -0.09]	0.24**	[0.09, 0.39]	-0.02	[-0.08, 0.05]
HCT	0.16	[-0.30, 0.62]	-0.05	[-0.53, 0.42]	0.04	[-0.17, 0.25]	0.08	[-0.02, 0.17]

注：$CI=$置信区间，OH=加班时间，CT=休息时间可控性，HCT=高休息时间可控性，MCT=中等休息时间可控性，LCT=低休息时间可控性。

急性疲劳：$R^2=0.221$，$\Delta R^2=0.013$；恢复：$R^2=0.077$，$\Delta R^2=0.018$；工作—家庭冲突：$R^2=0.196$，$\Delta R^2=0.022$；工作满意度：$R^2=0.144$，$\Delta R^2=0.025$。

$*p<0.05$，$**p<0.01$，$***p<0.001$。

2. 日常工作时间可控性对加班时间与因变量之间关系的调节作用

表 6-28 表明加班时间与日常工作时间可控性的交互作用显著增加了对焦虑的解释，$R^2=0.032$，$\Delta R^2=0.015$，$\Delta F(1, 261)=4.00$，$p=0.047$，$95\% CI=[-0.17, -0.001]$，对压力的解释，$R^2=0.054$，$\Delta R^2=0.025$，$\Delta F(1, 261)=7.02$，$p=0.009$，$95\% CI=[-0.18, -0.03]$ 和对整体心理健康的解释，$R^2=0.044$，$\Delta R^2=0.018$，$\Delta F(1,$

261）＝4.98，p＝0.026，95% CI＝［－0.49，－0.03］。条件效应表明，当日常工作时间可控性低于平均值1个标准差时，加班时间与焦虑、压力和整体心理健康显著相关（B＝0.14，p＝0.017；B＝0.14，p＝0.008和B＝0.42，p＝0.009），但在日常工作时间可控性为平均值（B＝0.05，p＝0.294；B＝0.03，p＝0.451和B＝0.14，p＝0.254）和高于平均值1个标准差（B＝－0.04，p＝0.560；B＝－0.08，p＝0.234和B＝－0.13，p＝0.502）则不显著。然而，加班时间与日常工作时间可控性的交互作用并没有显著增加对抑郁的解释，R^2＝0.033，ΔR^2＝0.010，ΔF（1，261）＝2.76，p＝0.098，95% CI＝［－0.116，0.01］。

Johnson-Neyman区域性显著表明，当日常工作时间可控性分别比平均值低0.52、0.51、0.39以上个标准差时，加班时间与焦虑、压力和整体心理健康之间的关系是显著的，但在日常工作时间可控性较高值时不显著。

表 6-28　日常工作时间可控性对加班时间和焦虑、压力和整体心理健康关系的调节作用

预测变量	焦虑		压力		整体心理健康	
	B	95% CI	B	95% CI	B	95% CI
常量	8.80***	[8.25, 9.34]	9.22***	[8.70, 9.73]	26.78***	[25.25, 28.31]
OH	0.05	[- 0.04, 0.14]	0.03	[- 0.05, 0.12]	0.14	[- 0.10, 0.39]
CD	- 0.40	[- 0.92, 0.12]	- 0.61*	[- 1.10, 0.12]	- 1.47*	[- 2.94, -0.01]
OH×CD	- 0.08*	[- 0.17, 0.001]	- 0.10**	[- 0.18, 0.03]	- 0.26*	[- 0.49, -0.03]
LCD	0.14*	[0.02, 0.25]	0.14**	[0.04, 0.25]	0.42**	[- 0.11, 0.73]
MCD	0.05	[- 0.04, 0.14]	0.03	[- 0.05, 0.12]	0.14	[- 0.10, 0.39]
HCD	- 0.04	[- 0.18, 0.10]	- 0.08	[- 0.21, 0.05]	- 0.13	[- 0.51, 0.25]

注：CI＝置信区间，OH＝加班时间，CD＝日常工作时间可控性，HCD＝高日常工作时间可控性，MCD＝中等日常工作时间可控性，LCD＝低日常工作时间可控性。

焦虑：R^2＝0.032，ΔR^2＝0.015；压力：R^2＝0.054，ΔR^2＝0.025；整体心理健康：R^2＝0.044，ΔR^2＝0.018。

* p＜0.05，＊＊p＜0.01，＊＊＊p＜0.001。

在疲劳和轮班间恢复方面，加班时间与日常工作时间可控性的交互作用没有显著增加对慢性疲劳，R^2＝0.069，ΔR^2＝0.003，ΔF（1，261）＝

0.96，$p=0.328$，95% $CI=[-0.60，0.20]$；急性疲劳，$R^2=0.151$，$\Delta R^2=0.007$，$\Delta F（1，261）=2.27$，$p=0.133$，95% $CI=[-0.58$，$0.08]$ 和轮班间恢复的解释，$R^2=0.041$，$\Delta R^2=0.007$，$\Delta F（1，261）=1.92$，$p=0.167$，95% $CI=[-0.10，0.56]$。

表 6-29 显示，加班时间与日常工作时间可控性的交互作用显著增加了对工作—家庭冲突，$R^2=0.135$，$\Delta R^2=0.025$，$\Delta F（1，261）=7.66$，$p=0.006$，95% $CI=[-0.35，-0.06]$ 和工作满意度的解释，$R^2=0.100$，$\Delta R^2=0.020$，$\Delta F（1，261）=5.76$，$p=0.017$，95% $CI=[0.01，0.15]$。条件效应表明，当日常工作时间可控性低于平均值1个标准差（$B=0.41$，$p<0.001$）和等于平均值（$B=0.20$，$p=0.013$）时，加班时间与工作—家庭冲突显著相关，但当日常工作时间可控性高于平均值1个标准差（$B=-0.02$，$p=0.899$）时，相关不显著。当日常工作时间可控性低于平均值1个标准差（$B=-0.08$，$p=0.071$）、等于平均值（$B=0.002$，$p=0.950$）和高于平均值1个标准差（$B=0.09$，$p=0.118$）时，加班时间与工作满意度没有显著相关性。

Johnson-Neyman 区域性显著显示，当日常工作时间可控性比平均值低 0.17 以上个标准差时，加班时间与工作—家庭冲突之间的关系显著，但在日常工作时间可控性值较高时不显著。日常工作时间可控性低于平均值 1.23 个标准差时，加班时间与工作满意度之间存在显著的负相关关系，但当日常工作时间可控性高于平均值 1.94 以上个标准差时，加班时间与工作满意度之间存在显著的正相关关系。

这项研究没有发现加班时间与日常工作时间可控性的交互作用能显著增加对工作投入的解释，$R^2=0.089$，$\Delta R^2=0.012$，$\Delta F（1，261）=3.35$，$p=0.068$，95% $CI=[-0.02，0.40]$。二元逻辑回归分析显示，加班时间与日常工作时间可控性的交互作用并未显著增加对离职倾向的解释，$R^2=0.019$，$\Delta R^2=0.000$，$\chi^2（1）=0.03$，$p=0.853$。

总体而言，假设 8b 得到部分支持：日常工作时间可控性可以缓和加班时间与焦虑、压力、整体心理健康、工作—家庭冲突和工作满意度之间的关系，而未发现对抑郁、慢性疲劳、急性疲劳、轮班间恢复、离职倾向和工作投入有调节作用。

表 6-29　日常工作时间可控性对加班时间与工作—家庭冲突和

工作满意度关系的调节作用

预测变量	工作—家庭冲突		工作满意度	
	B	95% CI	B	95% CI
常量	27.05***	[26.09, 28.02]	14.93***	[14.50, 15.36]
OH	0.20*	[0.04, 0.36]	0.002	[−0.07, 0.07]
CD	−2.14***	[−3.06, −1.21]	1.02***	[0.61, 1.44]
OH × CD	−0.21**	[−0.35, −0.06]	0.08*	[0.01, 0.15]
LCD	0.41***	[0.22, 0.61]	−0.08	[−0.17, 0.01]
MCD	0.20*	[0.04, 0.36]	0.002	[−0.07, .07]
HCD	−0.02	[−0.26, 0.23]	0.09	[−0.02, 0.19]

注：CI＝置信区间，OH＝加班时间，CD＝日常工作时间可控性，HCD＝高日常工作时间可控性，MCD＝中等日常工作时间可控性，LCD＝低日常工作时间可控性。
工作—家庭冲突：$R^2＝0.135$，$\Delta R^2＝0.025$；工作满意度：$R^2＝0.100$，$\Delta R^2＝0.020$。
* $p<0.05$，＊＊$p<0.01$，＊＊＊$p<0.001$。

（三）自愿加班对加班时间与因变量之间关系的调节作用

表 6-30 表明加班时间与自愿加班的交互作用显著增加了对抑郁，$R^2＝0.112$，$\Delta R^2＝0.023$，$\Delta F(1, 261)＝6.66$，$p＝0.010$，95% $CI＝[−0.03, −0.004]$；焦虑，$R^2＝0.074$，$\Delta R^2＝0.021$，$\Delta F(1, 261)＝6.02$，$p＝0.015$，95% $CI＝[−0.03, −0.003]$；压力，$R^2＝0.092$，$\Delta R^2＝0.031$，$\Delta F(1, 261)＝8.82$，$p＝0.003$，95% $CI＝[−0.03, −0.01]$和整体心理健康的解释，$R^2＝0.105$，$\Delta R^2＝0.028$，$\Delta F(1, 261)＝8.20$，$p＝0.026$，95% $CI＝[−0.08, −0.02]$。条件效应表明，当自愿加班比平均值低 6.63 个标准差时，加班时间与抑郁、焦虑、压力和整体心理健康显著相关（$B＝0.17$，$p＝0.005$；$B＝0.15$，$p＝0.010$；$B＝0.15$，$p＝0.005$和 $B＝0.46$，$p＝0.003$），但当自愿加班处于平均水平（$B＝0.05$，$p＝0.235$；$B＝0.04$，$p＝0.307$；$B＝0.04$，$p＝0.391$和 $B＝0.13$，$p＝0.269$）和高于平均值 6.63 个标准差（$B＝−0.06$，$p＝0.384$；$B＝−0.06$，$p＝0.368$；$B＝−0.08$，$p＝0.178$和 $B＝−0.20$，$p＝0.267$）时则无显著相关。

Johnson-Neyman 区域性显著显示，当自愿加班分别低于平均值 2.13

和 2.84 以上个标准差时，加班时间与抑郁和焦虑之间的正相关关系显著，但在自愿加班值较高时不显著。此外，当自愿加班分别比平均值低 2.70 和 2.12 以上个标准差时，加班时间与压力和整体心理健康之间的正相关关系显著；当自愿加班分别高于平均值 11.24 和 13.87 以上个标准差时，加班时间与压力和整体心理健康之间的关系为显著负相关。

表 6-30   自愿加班对加班时间与心理健康关系的调节作用

预测变量	抑郁		焦虑		压力		整体心理健康	
	B	95% CI	B	95% CI	B	95% CI	B	95% CI
常量	8.76***	[8.21, 9.31]	8.80***	[8.27, 9.22]	9.23***	[8.73, 9.73]	26.79***	[25.32, 28.26]
OH	0.05	[−0.04, 0.14]	0.04	[−0.04, 0.13]	0.04	[−0.05, 0.12]	0.13	[−0.10, 0.37]
VO	0.19***	[−0.27,−0.11]	0.13**	[−0.21,−0.05]	−0.14***	[−0.21,−0.06]	−0.46***	[−0.68,−0.23]
OH×VO	−0.02*	[−0.03,−0.004]	−0.02*	[−0.03,−0.003]	−0.02**	[−0.03,−0.01]	−0.05**	[−0.08,−0.02]
LVO	0.17**	[0.05, 0.28]	0.15*	[0.04, 0.26]	0.15**	[0.05, 0.26]	0.46**	[0.16, 0.77]
MVO	0.05	[−0.04, 0.14]	0.04	[−0.04, 0.13]	0.04	[−0.05, 0.12]	0.13	[−0.10, 0.37]
HVO	−0.06	[−0.19, 0.07]	−0.06	[−0.18, 0.07]	−0.08	[−0.20, 0.04]	−0.20	[−0.55, 0.15]

注：CI＝置信区间，OH＝加班时间，VO＝自愿加班，HVO＝高自愿加班，MVO＝中等自愿加，LVO＝低自愿加班。

抑郁：$R^2 = 0.112$，$\Delta R^2 = 0.023$；焦虑：$R^2 = 0.074$，$\Delta R^2 = 0.021$；压力：$R^2 = 0.092$，$\Delta R^2 = 0.031$；整体心理健康：$R^2 = 0.105$，$\Delta R^2 = 0.028$。

* $p < 0.05$，* * $p < 0.01$，* * * $p < 0.001$。

在疲劳和轮班间恢复方面，表 6-31 表明加班时间与自愿加班的交互作用显著增加了对慢性疲劳，$R^2 = 0.107$，$\Delta R^2 = 0.016$，$\Delta F (1, 261) = 4.79$，$p = 0.029$，95% $CI = [−0.13, −0.01]$；急性疲劳，$R^2 = 0.225$，$\Delta R^2 = 0.013$，$\Delta F (1, 261) = 4.54$，$p = 0.034$，95% $CI = [−0.10, −0.004]$；轮班间恢复的解释，$R^2 = 0.052$，$\Delta R^2 = 0.018$，$\Delta F (1, 261) = 4.90$，$p = 0.028$，95% $CI = [0.01, 0.11]$。条件效应表明，当自愿加班低于平均值 6.63 个标准差（$B = 0.97$，$p = 0.001$；$B = 0.80$，$p < 0.001$；$B = −0.78$，$p = 0.001$）和等于平均值（$B = 0.52$，$p = 0.015$；$B = 0.45$，$p = 0.008$；$B = −0.41$，$p = 0.020$）时，加班时间与慢性疲劳、急性疲劳和轮班间恢复显著相关；但在自愿加班比平均值高 6.63 个标准差时，则相关不显著（$B = 0.07$，$p = 0.812$；$B = 0.10$，$p = 0.677$；$B = −0.04$，$p = 0.881$）。

此外，Johnson-Neyman 区域性显著显示，当自愿加班分别低于平均值1.26、1.80和0.98以上个标准差时，加班时间与慢性疲劳、急性疲劳和轮班间恢复之间的正相关关系显著，但在自愿加班值较高时不显著。

表6-31　自愿加班对加班时间与疲劳和恢复关系的调节作用

预测变量	慢性疲劳		急性疲劳		轮班间恢复	
	B	95% CI	B	95% CI	B	95% CI
常量	50.70***	[48.10, 53.29]	53.46***	[51.39, 55.54]	50.39***	[48.25, 52.53]
OH	0.52*	[0.10, 0.94]	0.45**	[0.12, 0.78]	−0.41*	[−0.75, −0.07]
VO	−0.76***	[−1.16, −0.37]	−1.17***	[−1.48, 0.85]	0.18	[−0.15, 0.51]
OH × VO	−0.07*	[−0.13, −0.01]	−0.05*	[−0.10, −0.004]	0.06*	[0.01, 0.11]
LVO	0.97**	[0.42, 1.51]	0.80***	[0.36, 1.23]	−0.78**	[−1.23, −0.34]
MVO	0.52*	[0.10, 0.94]	0.45**	[0.12, 0.78]	−0.41*	[−0.75, −0.07]
HVO	0.07	[−0.54, 0.69]	0.10	[−0.39, 0.60]	−0.04	[−0.55, 0.47]

注：CI＝置信区间，OH＝加班时间，VO＝自愿加班，HVO＝高自愿加班，MVO＝中等自愿加班，LVO＝低自愿加班。

慢性疲劳：$R^2＝0.107$，$\Delta R^2＝0.016$；急性疲劳：$R^2＝0.225$，$\Delta R^2＝0.013$；轮班间恢复：$R^2＝0.052$，$\Delta R^2＝0.018$。

* $p<0.05$，＊＊$p<0.01$，＊＊＊$p<0.001$。

表6-32表明加班时间与自愿加班的交互效应显著增加了工作—家庭冲突，$R^2＝0.121$，$\Delta R^2＝0.023$，ΔF (1, 261)＝6.83，$p＝0.009$，95% $CI＝[−0.05, −0.01]$；工作满意度，$R^2＝0.412$，$\Delta R^2＝0.026$，ΔF (1, 261)＝11.70，$p＝0.001$，95% $CI＝[0.01, 0.02]$；工作投入的解释，$R^2＝0.440$，$\Delta R^2＝0.027$，ΔF (1, 261)＝12.54，$p<0.001$，95% $CI＝[0.02, 0.07]$。此外，条件效应表明，当自愿加班低于平均值6.63个标准差（$B＝0.43$，$p<0.001$）和等于平均值（$B＝0.23$，$p＝0.004$）时，加班时间与工作—家庭冲突显著相关；但当自愿加班比平均值高6.63个标准差（$B＝0.03$，$p＝0.788$）时，相关不显著。当自愿加班比平均值低6.63个标准差（$B＝−0.08$，$p＝0.031$；$B＝−0.25$，$p＝0.031$）时，加班时间与工作满意度和工作投入显著相关；但在自愿加班等于平均值时，相关不显著（$B＝0.01$，$p＝0.632$；$B＝0.05$，$p＝0.559$）；当自愿加班比平均值高

6.63 个标准差时，加班时间与工作满意度和工作投入显著正相关（$B=$ 0.11，$p=0.011$；和 $B=0.35$，$p=0.007$）。

Johnson-Neyman 区域性显著显示，当自愿加班低于平均值 2.05 个标准差时，加班时间与工作—家庭冲突之间的正相关关系显著，但在自愿加班水平较高时不显著。此外，当自愿加班分别低于平均值 5.84 和 5.85 个标准差时，加班时间与工作满意度和工作投入之间的负相关关系显著；当自愿加班分别高于平均值 3.82 和 3.34 个标准差时，加班时间与工作满意度和工作投入之间的关系变得显著正相关。

此外，二元逻辑回归分析表明，加班时间与自愿加班的交互作用并未显著增加对离职倾向的解释，$R^2=0.064$，$\Delta R^2=0.007$，χ^2（1）= 1.60，$p=0.206$。

总体而言，假设 8c 大部分得到支持：自愿加班能调节加班时间与抑郁、焦虑、压力、整体心理健康、慢性疲劳、急性疲劳、恢复、工作—家庭冲突、工作满意度和工作投入之间的关系，但未发现对离职倾向有调节作用。

表 6-32　自愿加班对加班时间与工作家庭冲突、工作满意度和工作投入关系的调节作用

预测变量	工作—家庭冲突		工作满意度		工作投入	
	B	95% CI	B	95% CI	B	95% CI
常量	27.10***	[26.13, 28.07]	14.92***	[14.57, 15.27]	26.98***	[25.90, 28.06]
OH	0.23**	[0.07, 0.39]	0.01	[- 0.04, 0.07]	0.05	[- 0.12, 0.23]
VO	- 0.27***	[- 0.42, 0.13]	0.34***	[0.29, 0.39]	1.12***	[0.95, 1. 28]
OH×VO	- 0.03**	[- 0.05, - 0.01]	0.01**	[0.01, 0.02]	0.05***	[0.02, 0.07]
LVO	0.43***	[0.23, 0.63]	- 0.08*	[- 0.15, - 0.01]	-0.25*	[- 0.47, - 0.02]
MVO	0.23**	[0,07, 0.39]	0.01	[- 0.04, 0.07]	0.05	[- 0.12, 0.23]
HVO	0.03	[- 0.20, 0.26]	0.11*		0.35**	[0.10, 0.61]

注：CI = 置信区间，OH = 加班时间，VO = 自愿加班，HVO = 高自愿加班，MVO = 中等自愿加班，LVO = 低自愿加班。

工作家庭冲突：$R^2=0.121$，$\Delta R^2=0.023$；工作满意度：$R^2=0.412$，$\Delta R^2=0.026$；工作投入：$R^2=0.440$，$\Delta R^2=0.027$。

* $p<0.05$，* * $p<0.01$，* * * $p<0.001$。

第四节 讨论

一、研究结果总结

本研究旨在检验提出的假设。本研究发现加班时间与慢性疲劳、急性疲劳、工作—家庭冲突升高和轮班间恢复下降显著相关，而未发现加班时间与抑郁、焦虑、压力、整体心理健康、工作满意度、离职倾向和工作投入之间存在显著相关性。

图 6-25 显示了付出—回报失衡、工作时间可控性、非自愿加班和自愿加班对心理健康、工作—家庭冲突和组织行为的显著解释，也显示了付出—回报失衡和工作时间可控性与非自愿加班和自愿加班之间的显著关系。图 6-26 和图 6-27 进一步表明了非自愿加班对付出—回报失衡和结果变量之间关系的中介作用以及自愿加班对工作时间可控性和结果变量之间关系的中介作用。图 6-28～图 6-31 显示了付出—回报失衡、工作时间可控性和自愿加班对加班时间和因变量之间关系的调节作用。

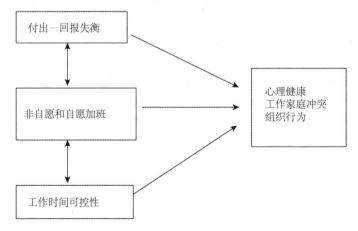

图 6-25　付出—回报失衡、工作时间可控性、非自愿和自愿加班

对心理健康、工作—家庭冲突和组织行为的解释作用

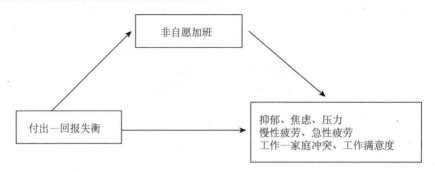

图 6-26　非自愿加班的中介效应

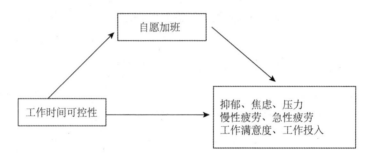

图 6-27　自愿加班的中介效应

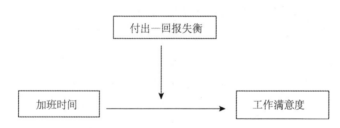

图 6-28　付出—回报失衡的调节效应

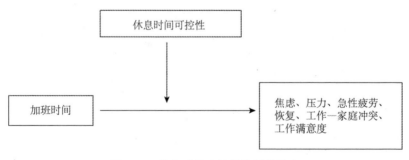

图 6-29　休息时间可控性的调节效应

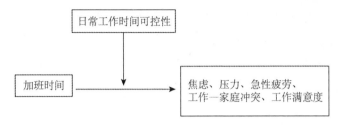

图 6-30 日常工作时间可控性的调节效应

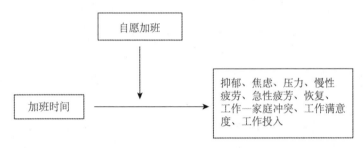

图 6-31 自愿加班的调节效应

（一）奖励的影响

在奖励方面，未获得加班补偿的员工比获得加班补偿的员工承受的压力和恢复不良明显更高，而在抑郁、焦虑、慢性疲劳、急性疲劳、工作—家庭冲突、工作满意度、离职倾向和工作投入方面未发现显著差别。此外，与认为自己在工作中付出的努力没有得到充分回报的员工相比，得到充分回报的员工的抑郁、焦虑、压力、慢性疲劳、急性疲劳、工作—家庭冲突、离职倾向显著降低，同时工作满意度和工作投入也更高。在控制一些个人特征的潜在影响下，付出—回报失衡对加班员工的抑郁、焦虑、压力、慢性疲劳、急性疲劳、工作—家庭冲突、工作满意度、离职倾向和工作投入有显著解释作用。然而，本研究未发现付出—回报失衡对轮班间恢复有显著解释作用，也未在轮班间恢复中付出大于回报和付出小于或等于回报之间发现显著差异。

（二）工作时间可控性的影响

就工作时间可控性而言，一方面，在对休息时间的控制方面，本研究发现，对休息时间可控性在中度或高度控制范围内的员工比对休息时间控制水平低的员工经历更低的抑郁、焦虑、压力、整体心理健康、慢性疲劳、急性疲劳、工作—家庭冲突、离职倾向和更高的轮班间恢复、工作满意度和工作投入。与男性员工相比，对休息时间的中度或高度控制似乎对女性员工的抑郁、整体心理健康、慢性疲劳、急性疲劳、工作—家庭冲突、工作满意度和离职倾向有显著影响。与没有家属需要照顾的员工相比，对休息时间的中度或高度控制似乎对有家属需要照顾的员工的抑郁、焦虑、压力和整体心理健康有显著影响。

另一方面，在对日常工作时间的控制方面，对日常工作时间进行中度或高度控制的员工的抑郁、焦虑、压力、整体心理健康、慢性疲劳、急性疲劳、工作—家庭冲突以及轮班间恢复、工作满意度和工作投入显著低于对日常工作时间控制力低的员工。本研究未发现控制日常工作时间对离职倾向有显著影响。对日常工作时间的高度控制似乎对女性员工的工作—家庭冲突、工作满意度和离职倾向的影响显著高于男性员工。本研究未发现控制日常工作时间与是否有家属需要照顾之间存在显著交互作用。

（三）奖励和工作时间可控性的交互作用

本研究发现奖励和工作时间可控性对焦虑、整体心理健康和工作满意度的交互作用显著。低工作时间可控性的员工的焦虑、整体心理健康和工作满意度在付出大于回报和付出小于或等于回报之间的差异显著大于中等或高工作时间可控性员工之间的差异。交互效应意味着，付出大于回报和付出小于或等于回报之间的焦虑、整体心理健康和工作满意度的差异取决于工作时间可控性的水平。与具有中度或高度工作时间可控性的员工相比，适当的奖励对工作时间可控性较低的员工的焦虑、整体心理健康和工作满意度的影响似乎更大。

（四）非自愿和自愿加班的影响

非自愿加班与抑郁、焦虑、压力、慢性疲劳、急性疲劳、轮班间恢复不良、工作—家庭冲突、离职倾向、工作满意度下降和工作投入度降低显著相关，而自愿加班与这些结果具有相反的显著相关性（除轮班间恢复之外）。此外，回归分析表明，非自愿加班（由于工作量和服从）和自愿加班（由于外在和内在动机）对结果变量有不同的影响：服从和内在动机似乎对抑郁、焦虑、整体心理健康有显著影响；工作量、服从和内在动机似乎对压力、慢性疲劳、急性疲劳有显著影响；内在动机可能有利于轮班间恢复；非自愿加班（包括工作量和服从）显著增加了对工作—家庭冲突的解释，而未发现自愿加班的显著影响；工作量、服从、外在和内在动机显著增加了对工作满意度的解释；工作量、外在动机和内在动机显著影响工作投入；工作量和内在动机显著影响离职倾向。

非自愿加班与付出—回报失衡呈显著正相关，与工作时间可控性呈显著负相关；自愿加班与付出—回报失衡呈显著负相关，与工作时间可控性呈显著正相关。外在动机和内在动机显著增加了对付出—回报失衡的解释，占 26.7%。付出—回报失衡和工作时间可控性显著影响自愿加班，付出—回报失衡显著影响非自愿加班，即付出—回报失衡程度越低，工作时间可控性越高，自愿加班意愿越高，付出—回报失衡程度越高，非自愿加班意愿越高。

（五）非自愿加班与自愿加班的中介作用

非自愿加班在付出—回报失衡与抑郁、焦虑、压力、整体心理健康、慢性疲劳、急性疲劳、工作—家庭冲突、工作满意度之间的关系中起中介作用。本研究未发现非自愿加班对付出—回报失衡与轮班间恢复和工作投入之间关系有显著中介作用。此外，自愿加班在工作时间可控性与抑郁、焦虑、压力、整体心理健康、慢性疲劳、急性疲劳、工作满意度和工作投入之间的关系中起到了中介作用。本研究未发现自愿加班对工作时间可控性与轮班间恢复和工作—家庭冲突之间关系有显著中介作用。

（六）付出—回报失衡、工作时间可控性和自愿加班的调节作用

在付出—回报失衡、工作时间可控性和自愿加班的调节作用方面，付出—回报失衡调节了加班时间与工作满意度的关系；对休息时间的控制显著缓和了加班时间与焦虑、压力、整体心理健康、急性疲劳、轮班恢复、工作—家庭冲突、工作满意度之间的关系；对日常工作时间的控制缓和了加班时间与焦虑、压力、整体心理健康、工作—家庭冲突和工作满意度之间的关系；自愿加班显著缓和了加班时间与抑郁、焦虑、压力、整体心理健康、慢性疲劳、急性疲劳、轮班间恢复、工作—家庭冲突、工作满意度和工作投入之间的关系。这些调节效应表明，加班时间对结果变量的影响取决于对休息时间、日常工作时间和自愿加班的控制水平。

二、与以往研究的比较

就本研究调查的加班与结果变量之间的关系而言，本研究并未表明加班时间与增加的心理健康问题（包括抑郁、焦虑、压力）之间存在显著相关性，这与之前的一些研究结果一致，这表明加班工作似乎与心理健康问题没有足够的关联。日本的一项研究通过探索员工保险公司的记录发现，长时间工作与精神障碍之间没有关联（Tarumi et al.，2003）。另一项24年的跟踪研究未发现加班与抑郁症发病率之间存在任何关联（Michelsen & Bildt，2003）。然而，加班与心理健康之间关系的证据仍然存在争议和不一致，之前的几项研究也表明加班与心理健康问题之间存在关联。Nishikitani et al.（2005）发现加班与抑郁和身体不适有关。Kleppa et al.（2008）表明，与正常工作时间的员工相比，加班员工的焦虑和抑郁症患病率明显更高。这些不一致表明，加班对员工心理健康的影响并不是简单的，因此需要更多的研究来探索影响它们关系的相关心理社会因素。

这项研究还发现了加班与慢性疲劳、急性疲劳和轮班间恢复不良之间的关联，这与之前的大量研究结果一致。通过对瑞典国家的人群进行调查，Åkerstedt et al.（2002）发现加班是疲劳的预测因素。另一项研究表明，长时间工作作为一种慢性工作压力会导致疲劳累积。与工作时间较短的员工组相比，工作时间较长和更长的员工组报告上班前主观疲劳的投诉率显著更高（Jungsun et al.，2001）。加班不仅会导致更多的付出，而且会减少工作后恢复的时间，从而进一步导致疲劳（Meijman et al.，1998）。该研究还表明，加班工作与工作—家庭冲突升高相关，这与之前的研究结果一致（Grzywacz & Marks，2000；Hämmig & Bauer，2009；Jansen et al.，2004）。与时间相关的高工作需求被发现是工作与家庭冲突的主要前因（Brauchli et al.，2014）。因此，有较强的证据表明加班与工作—家庭冲突之间存在关联。

此外，本研究并未发现加班与工作满意度、离职倾向和工作投入等组织行为之间存在显著关联，这与之前的研究结果一致，即加班并不总是与不良组织行为相关。例如，McNall et al.（2009）发现灵活的工作安排，如弹性时间和压缩的工作周，似乎有助于员工获得更大的工作家庭平衡感，反过来，这与更高的工作满意度和更低的离职倾向有关。Artazcoz et al.（2009b）发现可能只有极长的工作时间与工作不满有关。不显著的相关可能与加班有关的工作条件有关。Otterbach et al.（2016）表明当员工非自愿加班时，工作满意度低与长时间工作有关。Sousa-Poza and Henneberger（2004）提出在工作环境不是很紧张和有压力的情况下，加班工作不会引起离职倾向。然而，此前很少有研究调查加班对工作投入的影响。

因此，即使目前有足够的证据表明长时间工作对健康和组织行为有风险，但仍不清楚这些风险的水平和性质。Virtanen，Stansfeld，et al.（2012）发现在长时间加班的情况下，加班工作可能是重度抑郁发作的预测因素。然而，Van Der Hulst and Geurts（2001）调查表明适度加班对身心健康可能不是问题，加班工作可能只与不利的心理社会工作条件下的健康问题有关。目前的研究结果表明，有害的社会心理工作条件之所以导致工作压力以及其他不利结果，是由于工作中付出的高努力和获得的低回报之间不平衡，这与 Siegrist（1996）的研究结果一致；并支持高工作要求和低工作控制之间的差异。关于具体假设，下面将讨论与加班相关的三个可能影响加班结果的心理社会因素。

（一）充分的奖励与较少的不良结果相关

本研究表明，奖励可以减轻加班对员工的影响，与获得奖励不足的员工相比，获得足够奖励的员工报告较低的心理健康问题、工作—家庭冲突和较好的组织行为，这与文献中的调查结果一致。Stansfeld and Candy（2006）的元分析表明尽管男性的心理需求和社会支持存在异质性，但高工作压力、低决策自由度、低社会支持、高心理需求、付出—回报不平衡和高工作不安全感预测常见的精神障碍，工作压力和付出—回报失衡的影响最强。Stansfeld and Candy（2006）的研究发现高（心理、身体和情感）努力和低回报的员工有更高的身心健康投诉、身体健康症状和工作不满意的风险。具体而言，付出—回报失衡模型的预测能力已在检验各种结果的众多研究中得到证实，包括抑郁（例如 Kikuchi et al.，2010；Tsutsumi et al.，2012，焦虑（Calnan et al.，2000），压力（Kinman & Jones，2008），疲劳（Takaki et al.，2006），工作与生活冲突（Hämmig et al.，2012），工作满意度（Mark & Smith，2012），离职倾向（Derycke et al.，

2010；Panatik et al.，2012）和工作投入（Maslach & Leiter，2008）。

高付出和低回报之间的不平衡被认为是工作中的压力经历。这种不平衡在竞争激烈的工作和生活中并不少见，尤其是在劳动力市场机会资源紧缺或与组织有密切劳动关系（例如，永久劳动合同）的员工中，因此，即使员工在工作中感到不平衡，他们也可能会继续留在工作场所。长期的不平衡会引发反复的压力和愤怒的负面情绪，并可能对员工的心理健康产生深远影响（von dem Knesebeck & Siegrist，2003）。

此外，付出—回报失衡对工作—家庭冲突的影响仍未得到充分调查，以前的调查结果可能未能提供足够的证据。关于付出—回报失衡对工作—家庭冲突的影响的文献非常有限，除了 Kinman and Jones（2008）指出，投入的努力和工作中获得的回报之间不平衡的压力体验很可能会延伸到生活中，这种经历对工作高度投入的员工更多。这项研究结果为付出—回报失衡对工作—家庭冲突的影响提供了进一步的证据，但这一领域仍有相当大的研究空间，如探索付出—回报失衡如何影响工作—家庭冲突的性质或过程。

正如在付出—回报失衡与组织行为结果在相关文献中提到的那样，本研究发现，付出—回报失衡也对工作满意度、离职倾向和工作投入产生影响。当员工投入更长的加班时间并在工作上投入更多精力但获得的回报不平等时，他们对自己的工作感到不满意。反复出现的不平衡提高了员工的离职倾向或降低了其工作参与度（Maslach & Leiter，2008）。工作需求—资源模型（Job Demands-Resources Model）将奖励、控制和支持概念化为缓解情绪疲惫和提高工作满意度的潜在方法（Lewig & Dollard，2003）。Bakker and Demerouti（2007）提出工作资源促进工作投入，特别是在工作要求高的情况下，而缺乏互惠或不平衡的社会交换过程可能会导致工作倦怠。

文化或组织环境可能会影响员工在工作场所中的观念和行为（Stone-Romero et al.，2003）。中国传统哲学儒家文化深深影响着与工作相关的价值观，包括集体主义、勤奋、忍耐力与和谐的社会关系，这些价值观在中国社会的组织中仍然盛行（Kudielka、Von Känel、Gander 和费舍尔，2004 年）。工作场所中可能存在一种矛盾的情况，即员工感知到付出的努力和获得的回报不平衡的实际情况，但他们仍然从事加班工作，这可能受到根深蒂固的文化的影响，例如，员工应该致力于自己的工作、团体和组织，这种情况可能预示着情绪失调和疲惫，会恶化与加班有关的心理健康问题，并使员工在工作中长期处于压力之下。

（二）工作时间可控性与较少的不良结果相关

就工作时间可控性而言，目前的研究发现，对休息时间的控制和对日常工作时间的控制显著影响整体心理健康、疲劳、工作—家庭冲突、工作满意度和工作投入，这与之前的研究一致，并增加了进一步的证据。Nijp et al.（2012）对工作时间可控性与工作和生活平衡、身心健康以及组织行为相关的系统评价表明，已有的横断面研究为工作时间可控性与工作和生活平衡以及组织行为之间的正相关关系提供了强有力的证据，而对身心健康没有一致的证据。

在工作—家庭冲突方面，先前的研究（如 Gerstel & Clawson，2018；Jansen et al.，2004；Valcour，2007）有相对一致的发现，而对心理健康和组织行为的研究结果不一致且有限。在健康方面，表明对休息时间或日常工作时间处于高度或中等控制范围内的员工比处于低控制水平的员工报告较低的心理健康问题（包括抑郁、焦虑和压力）、疲劳（慢性和急性）和较高的轮班间恢复。压力的结果与之前报告的工作时间可控性与压力之间存在显著负相关的研究结果一致（例如 Fenwick & Tausig，2001；Tsutsumi et al.，2012，而对于疲劳的研究结果与先前的研究结果不一致（Schaufeli et al.，1996；Tsutsumi et al.，2002）；关于工作时间可控性与焦虑之间关系的研究有限，这项研究填补了该领域的空白，然而需要进一步的研究来证明这些发现。

只要个人在工作时间（包括休息时间和日常工作时间）上有足够的自主权，成本有可能是可逆的。但是，如果对工作时间的控制程度较低，那么负面的负荷效应可能会累积，从而导致心理健康问题加剧。缺乏工作时间可控性会导致工作间恢复的机会不足，然后疲劳累积，导致长期疲劳，最终导致健康状况下降。目前没有足够的证据证明工作时间可控性与工作投入之间存在关联，Hornung et al.（2011）报告称工作时间可控性与工作投入之间没有关联。

对休息时间的控制似乎对女性的心理健康、工作—家庭冲突和组织行为方面的影响高于男性。大多数研究表示，尽管在过去的几十年中性别差距已经缩小，但女性仍然比男性从事更多的家务工作，在平衡工作时间和承担家庭责任的时间方面感到压力更大（Maume，2016）。因此，不难理解工作时间的灵活性对女性大有裨益。此外，控制休息时间对有家属需要照顾的员工比没有家属需要照顾的员工有显著影响。获得工作时间灵活性的女性似乎比没有工作时间灵活性的女性更愿意为自己的组织做出贡献，并且工作满意度更高。工作时间的灵活性使那些有家庭责任的人表现出更高的组织承诺和工作满意度。

总之，奖励和工作时间可控性可能对加班的影响产生缓冲作用。然而，迄今为止，很少有关于交互效果的研究。目前这项研究的一个新发现是工作时间可控性和奖励的交互效应明显，并且奖励和工作时间可控性的交互作用对焦虑、整体心理健康和工作满意度有显著影响。与中等或高度工作时间可控性的员工相比，充分的奖励对于低度工作时间可控性的员工似乎更为重要和必要。工作要求—资源模型可以用来解释这些发现，加班工作伴随着更多的工作要求，当员工获得更少的工作资源时，他们感知到不平等的可能性会增加，而高工作资源降低了不平等的可能性（Rayton & Yalabik，2014）。当加班员工对工作时间的控制能力较低时，组织提供的适当奖励可以减轻加班的不利影响并弥补其他资源的短缺。缺乏工作时间的灵活性，但提供足够的奖励可能会减少加班员工的焦虑并提高他们的工作满意度。

（三）自愿加班与较少的不良结果相关

除了奖励和工作时间可控性，本研究还确定了与整体心理健康、工作—家庭冲突和组织行为相关的另一个重要的加班相关特征，即非自愿加班和自愿加班。非自愿加班与增加的心理健康问题、工作—家庭冲突和较差的组织行为相关，而自愿加班与减少的心理健康问题、工作—家庭冲突和改善的组织行为相关。这些发现与先前有限的研究发现一致。Golden and Wiens-Tuers（2005）认为，非自愿加班可能会损害良好的工作状态，导致工作与家庭的干扰和工作满意度降低。Ota et al.（2005）发现，非自愿加班与较高的疲劳和较低的工作满意度有关，而自愿加班的员工则不易感到疲劳且工作满意度较高。与此类似，Van Der Hulst and Geurts

（2001）指出，加班的高压力加上低报酬与轮班间恢复不良、与愤世嫉俗的情绪和工作家庭干扰的风险增加有关，在低报酬的情况下，甚至有限的非自愿加班时间会导致不良的心理健康问题。

基于 Watanabe and Yamauchi（2016）确定的非自愿加班的两个维度，工作量和服从以及自愿加班的两个维度：外在动机和内在动机，本研究的另一个新发现是这些维度对心理健康、工作—家庭冲突和组织行为产生影响。服从和内在动机对员工的心理健康和疲劳产生显著和相反的影响。压力不仅来自工作量，还来自其他人，如经理或领导，这些压力导致非自愿的加班。当员工为了满足公司文化或组织习惯或他人的期望而加班时，可能会遭受心理健康问题和疲劳的加剧，而如果员工由于内在动机从事加班工作，他们可能会遭受较少的心理健康问题和疲劳。Beckers et al.（2008）发现，与那些发自内心并有动力长时间工作的员工相比，不得不长时间工作的员工更容易感到疲劳。

非自愿加班会对工作—家庭冲突产生负面影响，这与之前的文献结论一致（Golden & Wiens-Tuers，2005）。由于工作量和服从导致的非自愿加班可能会对工作满意度产生不利影响，而自愿加班则具有相反的影响。然而，就工作投入和离职倾向而言，Watanabe and Yamauchi（2019）对护士的研究发现，即使护士的工作时间大致相同，动机的差异也会导致不同程度的疲劳、精神状态和工作投入。在出台减少加班工作的政策时，管理者应考虑不同的加班员工群体，因为有效的措施可能会产生不同的结果。内在动机和外在动机刺激员工对工作的投入，而非自愿加班阻碍员工对工作的投入，并且内在动机可能会降低员工的离职倾向。

本研究还发现了非自愿和自愿加班与付出—回报失衡和工作时间可控性之间的关系。员工感知到的付出—回报失衡程度越高或拥有的工作时间可控性越低，他们从事非自愿加班的可能性就越大，而员工感知到的努力—奖励平衡程度越低或他们拥有的工作时间可控性越高，他们从事自愿加班的可能性就越大。本研究进一步发现，外在动机和内在动机与付出—回报失衡显著负相关，占付出—回报失衡比率差异的 26.7%。这一发现将非自愿和自愿加班与付出—回报失衡模型联系起来。此外，这项研究发现奖励和工作时间可控性确实促进了自愿加班，而付出—回报失衡导致了非自愿加班。根据 Watanabe 和 Yamauchi（2016）的研究，外在或内在动机

（例如，加班费、对工作的热情）可以促进自愿加班。Tucker 和 Rutherford（2005）发现人们可能会为了获得相关利益（例如，更高的工资、自我实现）而从事加班工作；更多的工作时间通常与更高的收入相关，而如果投入工作的努力得到与之不平衡的报酬，就会导致非自愿加班。

（四）非自愿和自愿加班的中介作用

非自愿加班在付出—回报失衡与心理健康、疲劳、工作—家庭冲突和工作满意度之间的关系中起中介作用，而自愿加班似乎在工作时间可控性与心理健康、疲劳、工作满意度和工作投入之间的关系中起中介作用，这些研究结果与第五章定性研究的结果一致。

员工对长时间的工作期望得到足够的回报，而员工如果意识到高投入没有得到公平的回报，他们就不会愿意从事加班工作并投入更多的努力。此时，如果他们需要加班，就会发生非自愿加班。缺乏互惠但强制从事加班工作可能会引起痛苦和低满意度。一项对西班牙人群的研究结合付出—回报失衡模型的外在努力和内在努力表明，非自愿努力和自愿努力对员工造成不同的后果：非自愿努力会增加员工的压力和疲劳，而自愿努力会减少这些现象（Ollo-López et al.，2014）。

就自愿加班在工作时间可控性与结果之间关系中的中介作用而言，工作需求控制模型（Job Demands Control Model）的时间管理可以用来解释这一发现。时间管理行为是决策自由度的一个来源，对员工的心理健康产生积极影响（Peeters & Rutte，2005）。工作时间可控性在何时进行加班工作方面给予员工更大的灵活性和自主权，从而促进自愿加班，进一步减少员工对加班的反感，并减少不利影响。高工作时间可控性使员工可以根据自己当前和实际的情况控制工作时间，同时安排加班，从而激发工作的动力和避免冲突。由于加班是自己计划安排的，因此，他们更有可能会自愿加班工作。

然而，值得注意的是，迄今为止对非自愿加班和自愿加班的衡量是有限且不一致的。Beckers et al.（2008）对自愿或非自愿加班基于三个项目来衡量，即：①"我加班是因为我想加班"；②"我加班是因为我的主管要我加班"；③"我加班是因为我的同事期望我加班"。当受访者对第①项回答"是"且对第②项和第③项回答"否"时,为纯粹的自愿加班。相反,当受访者对第②或③项回答"是"且对第①项回答"否"时,为纯粹的非自愿加班。对第①项回答"是"且对第②和/或第③项回答"是"的员工被归类为部分自愿加班和部分非自愿加班。此外,增加了三个项目来评估加班的其他主要原因,即工作享受("我加班是因为我喜欢我的工作")、工作量大("我加班是为了完成我的工作")和奖励机会("我加班是因为它给我带来了一些奖励,例如金钱/被认可/晋升机会")。

Watanabe 和 Yamauch(2016)对非自愿和自愿加班进行了研究,他们分别从非自愿加班的工作量和服从这两个维度,自愿加班的外在动机和内在动机这两个维度进行研究。这两项研究中的项目具有可比性:他们都研究了工作量和加班奖励。此外,两项研究都提到了内在动机。不同的是,在前一项研究中,主要根据加班员工自己或他人的决定自由度来判断是非自愿还是自愿加班。后一项研究对非自愿加班的判断不仅来自服从,还来自工作量。然而,根据 Beckers 等人的说法,加班不能总是被明确地认定为"非自愿"或"自愿",自愿和非自愿加班之间可能存在难以界定的灰色地带。因此,自愿和非自愿加班的测量是基于前人的研究结果并结合先前的定性研究结果。

(五)奖励、工作时间可控性和自愿加班的调节作用

本研究发现付出—回报平衡对加班时间与工作满意度之间的关系有调节作用,这与以往的文献一致(例如 Janssen,2001;Mustapha,2013;Van Vegchel et al.,2005)。根据 Adams(1965)的公平理论(Equity Theory),员工在他们投入工作的努力和获得的回报之间寻求公平,这可以被视为一种交换过程。努力和回报之间的平衡感增强了员工积极的工作反应,进一步激发了工作满意度。加班时间意味着在工作中做了额外投入,如果员工认为得到了适当的报酬补偿,他们可能会对工作感到满意;反之亦然,如果付出的额外努力没有得到同等的回报,就会产生不满。

控制休息时间和控制日常工作时间对加班时间与焦虑、压力、工作—家庭冲突和工作满意度之间的关系有调节作用,这与之前的文献一致(Beutell,2010;Jang et al.,2011;Moen et al.,2016)。时间调节模型(Time Regulation Model)和工作要求资源模型(Job Demands Resources

Model）可以作为有用的理论框架来理解工作时间可控性对加班与这些结果之间关系的影响机制。长时间加班让员工处于压力大的工作环境中，而工作时间自主权则让员工可以根据自己目前的精神状态调整工作时间，进一步在一定程度上减轻焦虑和压力。

高工作时间可控性促进了对工作和家庭的有效责任分配。Hughes and Parkes（2007）指出，工作时间可控性调节了工作时间和工作家庭干扰之间的关联。工作时间可控性使员工能够获得更高的能力来控制工作时间，从而带来更高的满意度。因此，工作时间灵活性被认为是减轻压力、平衡工作和其他家庭责任以及提高工作满意度的重要方法。此外，控制休息时间对加班时间与急性疲劳和轮班间恢复之间的关系具有调节作用（Takahashi et al.，2011；Tucker et al.，2015）。

另一个新发现是，自愿加班缓和了加班时间与心理健康、疲劳、轮班间恢复、工作—家庭冲突、工作满意度和工作投入之间的关系。以往研究中调查自愿加班对加班工作的调节作用的证据较少。这些新发现进一步表明，加班时间对这些结果的影响取决于自愿加班的水平。本研究发现，加班时间对心理健康、疲劳、工作—家庭冲突和组织行为的显著不利影响仅在自愿加班水平较低的情况下，反之，当自愿加班水平较高时，加班的不利影响会降低。

此外，这些发现与第五章定性研究中讨论的结果一致，如员工在自愿加班后有成就感；如果加班得到足够的报酬，员工很可能会自愿加班，疲劳感会降低，工作满意度会更高。这可以通过内在和外在动机理论来说明。一个综合的理论框架是自我决定理论（Self-Determination Theory）明确提出个人受到三种基本心理需求的激励：能力、相关性和自主性（Deci & Ryan，1985；Ryan & Deci，2000）。满足的自我决定需要产生自我激励和健康的心理。当员工拥有加班自主权并以内在动机为动力时，他们就会积极主动地参与进来，从而促进适应性发展和幸福感。

三、优势和局限性

通过关注与加班相关的心理社会工作特征，更深入地了解加班与整体心理健康、工作—家庭冲突和组织行为之间的关系。本研究的一个优势在于，它用两种不同的方式调查了奖励，即加班工作的特定奖励或补偿，以及所获得的奖励与投入工作的努力之间的不平衡，从而全面了解奖励对加班影响的影响。这项研究发现，加班补偿似乎只在压力和轮班间恢复方面有显著差异，而付出—回报平衡则显著降低了与加班工作相关的负面影响。此外，研究工作时间可控性的各个维度，有助于理解对休息时间的控制和对日常工作时间的控制的单独效应。与传统的研究分别关注付出—回报失衡和工作时间可控性相比，本横断面研究通过同时研究付出—回报失衡和工作时间可控性的组合为其相互作用影响提供了证据。

此外，非自愿和自愿加班各维度的潜在影响，在以前的研究中很少被调查，尤其是在中国背景下该领域的研究较少。本研究为非自愿和自愿加班与付出—回报失衡和工作时间可控性之间的关系提供了一些证据，从而进一步了解非自愿和自愿加班及其相关工作特征。然而，一个潜在的局限是对非自愿和自愿加班的测量。基于 Watanabe 和 Yamauchi（2016）提出的测量模型和本研究的定性结果编制了非自愿和自愿加班的测量方法，需进一步考虑该测量方法的有效性和可靠性。

迄今为止，大量先前的研究通常集中在护士或医生身上，而对其他职业的关注相对缺乏。这项研究是为数不多的揭示 IT 行业社会心理工作条件的研究之一。但是，本研究的参与者是从中国五家 IT 行业公司收集的，因此在将研究结果推广到更广泛的 IT 员工团体或其他人群、职业和工作场所之前，应谨慎考虑。

同时收集与加班有关的各种结果的数据，可以分析各个变量之间的相互关系，但这会使问卷相对较长，影响回复率。此外，本研究中应用的横断面设计使得难以得出关系间的因果推论，这可能是方法上的局限性。横断面研究一般通过收集常规数据来回答特定问题，而影响假定因果关系的混杂因素或其他变量不包括在内。横断面研究通常是一次进行的，没有说明事件的顺序（Solem，2015）。询问员工在过去 6 个月内是否有加班，但没有收集关于他们随后和更早的加班信息。因此，通常不可能建立因果关系，确定的关系可能是试探性的，需要开展进一步的研究以更深入地探索这些关系。

四、建议

本研究的结果强调了工作中付出—回报平衡对员工心理健康（包括抑

郁、焦虑和压力）、疲劳（慢性和急性）、工作—家庭冲突和组织行为（包括工作满意度、离职倾向和工作投入）的重要性。这些发现表明，为加班的员工提供平等的奖励，让他们感知工作中的付出与回报平衡，不仅有利于员工，也有利于组织的产出，例如，更高的工作满意度、员工留任和工作投入。然而，付出—回报失衡对工作—家庭冲突的解释作用机制缺乏证据，因此需要进一步的研究来确认付出—回报失衡如何影响工作—家庭冲突。

控制休息时间和控制日常的工作时间对提高心理健康、减少疲劳、工作—家庭冲突和积极组织行为有有益的影响；控制休息时间也可能降低员工的离职倾向。因此，工作时间灵活性的组织可以被视为一项友好的政策，它能为员工提供处理固定工作时间带来的意外情况的余地。此外，工作时间可控性对女性员工似乎比对男性员工更重要，控制休息时间可能对有家属需要照顾的加班员工更有利，这为组织在制定相关政策和工作场所实施实践提供了一些建议。

建议未来的研究全面调查工作时间可控性，即员工对工作时间可控性的需求以及工作中可利用的时间可控性，并评估员工在工作时间可控性各个维度之间的（不）匹配性。对于实践，建议在组织层面引入工作时间可控性，并在个人基础上评估员工对工作时间可控性的需求。此外，了解有权使用工作时间可控性的员工实际使用工作时间可控性的程度，这似乎是产生有益效果的先决条件（Eaton，2003）。最近的研究表明，尽管工作场所能为员工提供灵活性计划，但很少有员工跨阶层地使用它们，因为许多人担心他们可能面临负面职业影响（如留下不好的印象、获得较低的评价和较少的晋升机会）（Gerstel & Clawson，2018）。Williams et al.（2013）指出，灵活性的缓慢传播植根于文化阻力，而对灵活性的抵抗与道德有关；使用灵活性计划可能会被主管、同事甚至员工解释为违反工作奉献精神和缺乏道德。

奖励和工作时间可控性交互作用的研究结果表明，对于在心理健康和工作满意度影响方面，如果工作时间可控性在工作中对员工不太可行，足够的奖励似乎更为重要。因工作性质或时间等原因，工作时间灵活性难以落实的情况下，组织尤其应给予加班员工适当的奖励和补偿。在付出—回报失衡模型和工作需求资源模型的理论基础上，需要更多的研究来探讨奖励和工作时间可控性在工作中的结合效应。

这项研究更深入地了解了非自愿和自愿加班与心理健康、疲劳、工作时间可控性、工作满意度和工作投入之间的关系。非自愿和自愿加班的调查结果表明，激励员工自愿加班并避免非自愿加班很重要。非自愿加班可能会对心理健康、工作—家庭冲突和组织行为产生负面影响。奖励和工作时间可控性越高，员工自愿加班的可能性越大。相反，当员工在工作中获得的奖励和投入的努力之间出现不平衡时，他们可能会陷入非自愿加班（Hallowell，2010）。结合自愿加班对工作时间可控性和结果关系以及非自愿加班对付出—回报失衡和结果关系的中介效应，向管理者展示了如何有效地激励员工并从事自愿加班：付出的努力和获得的回报之间的感知平衡和对工作时间的自主权。但是，自愿和非自愿加班的衡量标准仍然有限且不明确。Ota et al.（2005）声称，加班工作并不能总是明确地被界定为非自愿或自愿，非自愿加班和自愿加班之间可能存在难以界定的灰色地带。因此，需要更多的研究来探索一种准确、全面和可靠的衡量自愿和非自愿加班的方法。

奖励、工作时间可控性和自愿加班对于加班时间对工作满意度的影响很重要；工作时间可控性和自愿加班对于加班时间对心理健康和工作—家庭冲突的影响更为重要；自愿加班调节加班时间对工作投入的影响。对于干预措施，组织提供工作时间灵活性可能有助于减少长时间加班对心理健康和工作—家庭冲突的潜在负面影响；促进自愿加班可以在很大程度上保护员工免受心理健康问题和工作—家庭冲突的影响，并提高他们的工作满意度和工作投入度。该建议对于长期加班工作的员工尤其重要，工作时间可控性可作为减少长期加班不利影响的重要工作特征。干预措施可以根据组织的加班情况和个别员工的加班情况进行调整，这可以作为人力资源管理的工具，以提高员工的幸福感和绩效水平。旨在改善加班员工的心理健康、工作与家庭平衡以及促进组织行为，为未来的研究方向提供建议。由于横断面研究的局限性，需要精心设计干预研究来描述灵活工作时间条件对身心健康、工作—家庭冲突和组织行为的影响。

五、结论

总之，报告的研究结果增加了奖励和工作时间灵活性对员工心理健康、疲劳、工作—家庭冲突和组织行为的积极影响的证据。这些研究结果表明，在个人主义的西方背景下发展的理论关系可能适用于集体主义的东方文化，但需要更多的研究来证实。在未来的研究中需对非自愿和自愿加班进行进一步研究。不同的社会心理工作条件下，加班工作的负面影响可能会发生变化，组织应采取和评估各种保护措施。

组织可以有效地减少员工加班的不良体验。也就是说，那些认为付出与回报平衡、有更灵活的时间可控性和自愿加班的员工报告的心理健康问题、疲劳、工作—家庭冲突和组织行为的不良结果较少，这表明组织干预可能有助于减少员工的痛苦。为了减少加班工作可能造成的负面影响，并提高员工的效率、生产力和工作投入，企业必须提供良好的工作条件以满足员工的需求。

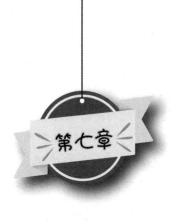

总结与展望

通过探讨加班对员工的心理健康、生活和组织行为的影响，并调查潜在的社会心理因素，以帮助减少加班对员工的有害影响。本章总结了当前研究的主要发现、优势和局限性，并强调了未来干预措施的发展，以减少加班的潜在不利影响，促进加班员工的心理健康，工作与家庭的平衡和积极组织行为结果，并对未来的研究方向提出了建议。

第一节　调查结果讨论

第一阶段是定性研究，涉及对中国 IT 行业 13 名加班员工的一对一半结构化访谈，描述了加班的一系列影响（如心理健康问题、对家庭生活的干扰和与组织行为相关的不良结果），并为加班员工的经历提供了丰富的见解。从这些访谈中产生了四个主要主题，包括加班原因、加班的结果、与加班相关的潜在影响因素以及应对加班挑战的解决方案。子主题的重要发现表明，与工作有关的原因（如高工作量和工作中其他干扰）和文化影响（如印象管理和服从）似乎更可能与负面影响有关，而加班的个人原因（如缺乏技能）造成的反抗和负面情绪似乎较少；报酬不足、对工作时间缺乏控制和非自愿加班被认为加剧了加班对员工的消极影响；员工对加班奖励的偏好不同，根据员工的偏好和需求进行奖励是非常重要和有效的；

来自组织的外部社会支持（如薪酬改善、情感支持）有可能减轻加班带来的影响。

第二阶段是定量研究，通过对 265 名中国 IT 行业加班员工进行在线问卷调查，探讨奖励、工作时间可控性、自愿和非自愿加班对结果变量的影响。这些结果变量包括心理健康（包括抑郁、焦虑和压力）、疲劳和轮班间恢复、工作—家庭冲突和组织行为结果（包括工作满意度、离职倾向和工作投入）。加班时间与慢性疲劳、急性疲劳、工作—家庭冲突增加和轮班间恢复降低相关。在本研究中，有三个心理社会特征显著影响结果变量。在奖励方面，本研究发现付出—回报平衡似乎比加班补偿更重要。在工作时间可控性方面，控制休息时间和控制日常工作时间对心理健康、疲劳、工作—家庭冲突和工作满意度都有重要影响。此外，对休息时间的控制对女性的影响似乎大于男性，对有家属需要照顾的员工的影响大于没有家属需要照顾的员工；控制日常工作时间似乎对女性比对男性有更大的影响。奖励与工作时间可控性对焦虑、整体心理健康和工作满意度方面的交互效应显著，说明充分的补偿对低工作时间可控性的员工比中等或高度工作时间可控性的员工更重要。

自愿加班和非自愿加班是影响员工心理健康、工作—家庭冲突和组织行为结果的另一个潜在因素；自愿加班与积极结果相关，而非自愿加班与消极结果相关。付出—回报失衡和工作时间可控性都对自愿加班起显著的解释作用，付出—回报失衡对非自愿加班起显著的解释作用。这些在定量研究中发现的结果支持了图 5-1 所示模型中的定性研究结果。此外，定量研究发现自愿加班和非自愿加班的中介效应模型，解释了工作时间可控性如何影响自愿加班，进而影响员工的抑郁、焦虑、整体心理健康、工作满意度和工作投入；以及付出—回报失衡如何影响非自愿加班，进而影响抑郁、焦虑、压力、整体心理健康、慢性疲劳、急性疲劳、工作—家庭冲突和工作满意度。

另一个值得关注的发现是，加班时间对工作满意度的影响取决于付出—回报平衡的水平。同样，对休息时间的控制和对日常工作时间的控制都能缓冲加班对心理健康、工作—家庭冲突和工作满意度的影响；对休息时间的控制也可以缓冲加班时间与急性疲劳和轮班间恢复的关系。此外，自愿加班对加班时间与心理健康、疲劳、工作—家庭冲突、工作满意度和工作投入之间的关系有调节作用，例如加班时间长但自愿加班的员工似乎有较少的负面反应。这些发现建立在第三章文献综述中图 3.1 之上，指出了三个调节变量（工作时间可控性、付出—回报失衡和自愿加班）对加班时间与心理健康、工作—家庭冲突和组织行为结果之间关系的具体调节效应，详见表 7-1。

表 7-1 付出—回报失衡、工作时间可控性和自愿加班对加班时间与心理健康、工作家庭冲突和组织行为关系的调节作用

自变量	调节变量	结果变量
加班时间	付出—回报失衡	工作满意度
	休息时间可控性	焦虑、压力、整体心理健康、慢性疲劳、急性疲劳、恢复、工作—家庭冲突、工作满意度和离职倾向
	日常工作时间可控性	压力、恢复、工作—家庭冲突和工作满意度
	自愿加班	抑郁、焦虑、压力、整体心理健康、慢性疲劳、急性疲劳、恢复、工作—家庭冲突、工作满意度和工作投入

综上所述，两项研究的结果表明，为了减少加班对员工心理健康、工作—家庭冲突和组织行为结果的不利影响，组织应改善加班员工的付出—回报平衡，促进自愿加班，避免非自愿加班。特别是改善女性员工的工作时间，以及那些经常高强度加班的员工，并促进员工对休息时间的控制，尤其是那些有家属需要照顾的员工。

第二节 优点和局限性

定性研究和定量研究的优势和局限性已在各章节中详细描述，在本次整体讨论中不再重复，本节思考了混合方法设计的使用。

首先采用定性方法来探讨加班员工的加班经历，并确定加班对他们的

主要影响。然后采用定量方法进一步研究潜在的心理社会工作特征对这些结果变量的调节作用。使用混合方法设计进行研究已经成为社会科学研究的一个主要趋势（Tashakkori & Teddlie，2010）。混合方法设计促进了对加班和干预加班影响的可能性的全面理解。如前所述，到目前为止，大多数研究都是从定量的角度来研究加班，然而，有强烈的迹象表明，加班的性质也很重要。例如，Van Der Hulst and Geurts（2001）的研究表明，加班可能只与不利的心理社会工作条件下的健康问题有关。

混合方法设计适用于这项研究，因为它全面了解了加班的影响，并探索了可能的措施，以改善与加班有关的消极结果；注重倾听加班员工的声音，以及在心理健康、工作对生活的干扰和组织行为结果等方面自我描述的经历（Dures et al.，2011）。混合方法设计对此研究目的特别有效，因为它发现了哪些社会心理因素可能有助于促进自愿加班和非自愿加班（例如，加班时间自主性或高强度加班），工作时间可控性如何影响自愿加班以及付出—回报失衡如何影响非自愿加班，从而进一步影响员工的心理健康、工作—家庭平衡和组织行为结果。

这种混合方法设计，横断面研究，不允许建立变量之间的因果关系。目前的研究是基于自我报告的测量，因此可能会受到共同方法方差问题的影响（Jansen et al.，2004）。然而，由工作条件引起的潜在压力或威胁主要取决于个人自身的感知和评价，因此，自我报告方法适用于当前的研究（Hallowell，2010）。进一步研究需进行事后统计检验，如验证性因子分析，以检测共同方法方差的影响，并了解概念和应用（Geurts & Sonnentag，2006）。由于对心理健康的语言直接表达的限制可能会影响问题的明确性和回答者的理解。由于研究的对象是中国 IT 行业的员工，因此，目前的结果可能更适合于中国或亚洲经济体的 IT 行业，而对于亚洲以外的其他国家和职业，对研究结果的推广应该谨慎。

第三节　建议

在当今时代，加班已经成为一种普遍的现象。个人和组织都面临着如何有效地处理时间压力和相关需求的挑战。然而，公司往往很难降低时间压力水平。因此，研究和从业人员努力探寻可以缓和加班对员工不利影响的因素及资源。先前的研究表明，加班与心理健康和组织行为之间的关系并不是简单的，受心理社会特征所调节（Ota et al.，2005）。

对我国 IT 行业普遍存在的加班问题进行了深入的研究。如前所述，中国是一个集体主义的文化环境，在这种文化环境中，能够帮助集体实现统一目标的个人特质受到欢迎，比如，个人为集体目标的实现做出牺牲，为保持团队之间的和谐关系做出贡献，并将领导或经理视为一种权威力量。在这项研究中，服从被确定为影响非自愿加班的因素，如员工加班是为了帮助同事完成小组任务，或者是因为他们的经理仍在办公室。这些研究结果表明，企业在制定改善加班工作条件的政策时，应考虑文化背景。

定性研究详细地呈现了奖励和工作时间自主性在加班员工的情绪耗竭体验、工作对家庭的干扰以及组织行为结果方面的显著作用；研究还发现，自愿加班的员工报告的负面情绪比非自愿加班的员工要少。定量研究进一步证实了这些调节变量的调节作用。因此，本研究对职业心理学具有一定的理论意义。

以往对加班的研究主要集中在评估加班对心理健康（如抑郁、压力）、工作—家庭冲突和组织行为结果（如工作满意度、离职倾向）的影响（Grzywacz & Marks，2000；Kleppa et al.，2008；Michie & Williams，2003；Sato et al.，2009）。在报酬方面，分别就加班的影响进行研究，包括加班报酬和付出所获得的回报。比较对加班的补偿和对工作付出的奖励是合理的，因为研究发现，即使加班员工获得了加班补偿（例如金钱和时间补偿），他们仍然报告了对加班的负面反应（如焦虑和低工作满意度），表明员工仍对薪酬感到不满。因此，可以从付出—回报平衡的角度来评估报酬对加班影响的作用。

工作时间控制对减少加班的不利影响的作用主要集中在整体层面（Ala-Mursula et al.，2002；Ala-Mursula et al.，2004；Butler et al.，2009；Grzywacz et al.，2007；Hughes & Parkes，2007；Valcour，2007），而对工作时间可控性各维度的影响仍缺乏研究。本研究对控制休息时间和控制日常工作时间进行了探讨，未来的研究可以进一步调查工作时间可控性的每个维度及其对加班结果的影响。

目前的研究关于自愿和非自愿加班的结果提供了初步证据，表明其与加班有关的心理健康问题、组织行为和工作资源（奖励和工作时间灵活性）的关系，并进一步延伸 Watanabe and Yamauchi（2016）的自愿和非自愿加班模型的效用。研究的下一阶段是调查自愿和非自愿加班的决定因素，并发展一个有效和可靠的测量工具。此外，还需要更多的研究来证明促进自愿加班是否会减少不利影响，并研究文化背景如何影响员工的加班行为，例如，雇主或经理如何约束员工的加班决定。

本研究发现的调节模型和中介模型还有待进一步研究：工作时间可控性对加班时间与心理健康、工作—家庭冲突、工作满意度之间关系的调节作用，以及自愿加班对加班时间与心理健康、疲劳、工作—家庭冲突、工作满意度和工作投入之间关系的调节作用。调节效应可能表明，加班时间对心理健康、工作—家庭冲突和与组织行为的影响取决于工作中有多少工作时间自主权，以及员工在多大程度上自愿承担加班工作。然而，这一建议仍然是试探性的，需要进一步的研究来证实这些发现。

本研究发现的中介模型进一步试图通过中介变量自愿加班识别和解释工作时间可控性与心理健康、工作—家庭冲突与组织行为结果之间关系的机制或过程，以及非自愿加班对付出—回报失衡与心理健康、工作—家庭冲突与组织行为结果之间关系的桥梁作用。研究的结果表明，工作时间可控性可能促进自愿加班，付出—回报失衡可能诱发非自愿加班，这可能导致不同的影响，并进一步探索和确定了其过程或机理。本研究提出的自愿和非自愿加班概念模型是一个新的发现，对该领域的理论和未来研究有重要贡献。

而关于加班与心理健康之间的关系，研究结果仍然不一致，因此需要进一步研究以提供有力的证据。提出的假设关系需要进一步的纵向研究来验证，以建立奖励、工作时间可控性和自愿加班对员工心理健康、工作家庭冲突和组织行为的影响的因果关系。

本研究可能对工作场所的组织加班规章或政策和实践具有实际意义。为了改善加班员工的心理健康、工作与家庭的平衡以及组织行为，必须提供适当的奖励。组织应提供一种高效的薪酬设计来补偿加班员工，还需要考虑实际的薪酬和员工个人的偏好和愿望相匹配，调查加班员工的薪酬期望（如金钱、时间补偿或学习机会）。管理者在做出奖励分配决策时，应尽量以一种有尊严、尊重和关怀的态度，使员工感受到公平。除了追求减少加班时间的可能性，组织还应关注改进激励机制，改善奖励系统，理解加班补偿或整体报酬的功能，以及针对工作中不同的工作角色或职位设计不同的奖励政策。

此外，提高工作时间的灵活性对经常或长时间加班的员工尤其有好处，可以减少他们的心理健康问题、工作—家庭冲突和提高工作满意度。交互作用表明工作时间可控性可能更有利于女性和有家属需要照顾的员工，当组织考虑在工作中提供有工作时间自主权的工作资源时，应考虑性别和个人情况，以最大限度地发挥工作时间自主权的功能。

除了奖励和工作时间可控性外，促进员工自愿加班，防止非自愿加班可能是减少加班带来的负面后果的另一种方式（Yu & Leka，2022）。尽管Olds and Clarke（2010）发现，如果护士每周平均自愿加班超过 4 小时，不良事件的风险仍然会增加，Watanabe and Yamauchi（2016）指出，超时工作可能最终会对护士的健康产生不利影响，自愿加班仍被认为是可能比非自愿加班更少引起不良情绪和消极影响的调节因子。研究表明，加班时间对员工心理健康、疲劳、工作—家庭冲突、工作满意度和工作投入的影响取决于自愿加班水平。因此，本研究将有助于组织探索促进自愿加班和避免非自愿加班的潜在途径，以促进职业健康和提高绩效水平。

本研究为整合定性和定量方法，持续研究加班与个人和组织行为结果之间的关系提供了指导。就目前来看，关于加班对 IT 员工影响的实证研究还很少。大多数相关研究较为笼统，侧重于来自不同行业的整个群体，或更具体地关注护士和医生（Caruso et al.，2006；Gareis & Barnett，2002；Kleppa et al.，2008）。尽管有迹象表明 IT 行业员工加班严重，但对这个行业的实证研究还很缺乏。需要更多的研究来证实这些发现并将其推广到该领域的更多人群。

此外，与加班相关的一系列研究大多是在个人主义文化背景下进行的。这一研究表明，在本研究中使用的西方研究工具可能也适用于集体主义背景。这项研究的结果也强调了在集体主义文化背景下，制定加班政策和实践作为促进员工心理健康、工作—家庭平衡和工作绩效的工具的潜力。

第四节　结论

　　通过探讨加班员工的加班经历，研究加班对中国员工的主要影响，并找出减少加班负面影响的潜在心理社会特征。通过对加班员工进行定性研究，探讨他们在加班期间或加班后的感受、加班对他们生活的影响以及对加班报酬的看法。在定性研究的基础上，进一步的定量研究探讨了潜在调节因子（奖励、工作时间可控性、自愿和非自愿加班）对结果变量（包括心理健康、工作—家庭冲突和组织行为结果）的影响；同时研究了这些调节因子对加班与结果变量之间关系的调节作用。付出—回报平衡对加班员工的心理健康（包括抑郁、焦虑、压力、疲劳和睡眠问题），工作—家庭冲突和组织行为（包括工作满意度、离职倾向和工作投入）有重要影响。对休息时间的控制和对日常工作时间的控制对心理健康、工作—家庭冲突和工作满意度有显著影响，而在急性疲劳和轮班间恢复方面，可能仅对休息时间的控制有显著作用，这有待进一步研究。相比于自愿加班的员工，非自愿加班带来更多的负面影响，对于自愿加班的员工，他们更有可能经历较少的心理健康问题、工作—家庭冲突以及表现出较高的工作满意度和工作投入。需进行进一步的研究探索影响自愿加班和非自愿加班的因素，产生的不同影响以及与工作时间可控性模型和付出—回报失衡模型之间的关系。

　　人们越来越重视长时间工作对各种职业健康问题的影响，在过去十年中有相当多的相关研究。与 Sparks et al.（1997）所做的长时间工作引起的健康问题的元分析相比，Wong et al.（2019）在分析中发现了相对较多的由长时间工作引起的不同类型的健康问题。这反映出长时间工作似乎成为威胁员工健康的危险因素。根据这项元分析的结果，长时间工作和缩短的睡眠时间之间的关系最强，并显示了各类职业健康问题之间的相互关系。研究表明，睡眠时间缩短会对长时间工作的员工的身心健康产生不利影响。此外，睡眠时间的性别差异也是研究的重点。在许多国家，男性和女性员工在日常生活中可能扮演着不同的角色，这可能会影响他们在工作和其他生活方面的时间分配。鉴于男性和女性的具体角色不同，关于哪一个性别的睡眠时间相对较短仍存在争议。此外，在过去的研究中，工人阶级是一个普遍被忽视的因素，对标准工作时间的定义仍然是一个有争议的问题，许多员工要求缩短标准工作时间。标准工作时间的制定应该是解决工作时间过长的问题的第一步。针对互联网行业的加班问题，用好市场机制和政府手段，也能引导部分人才合理流动，在一定程度上减少"内卷"。

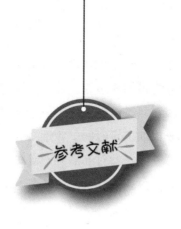

参考文献

［1］Adams,J.S.(1965). Inequity in social exchange. *Advances in experimental social psychology*, 2 (4), 267-299.

［2］Adler, D. A., McLaughlin, T. J., Rogers, W. H., Chang, H., Lapitsky, L., & Lerner, D.(2006). Job performance deficits due to depression. *American Journal of Psychiatry*.

［3］Afonso, P., Fonseca, M., & Pires, J. F.(2017). Impact of working hours on sleep and mental health. *Occup Med*, (5), 377.

［4］Aguinis, H., Werner, S., Lanza Abbott, J., Angert, C., Park, J. H., & Kohlhausen, D.(2010). Customer-centric science: Reporting significant research results with rigor, relevance, and practical impact in mind. *Organizational Research Methods*, 13 (3), 515-539.

［5］Åkerstedt, T., Fredlund, P., Gillberg, M., & Jansson, B. (2002). Work load and work hours in relation to disturbed sleep and fatigue in a large representative sample. *Journal of Psychosomatic Research*, 53 (1), 585-588.

［6］Åkerstedt, T., & Kecklund, G.(2005). The future of work hours-the european view. *Industrial health*, 43 (1), 80-84.

［7］Akiskal, H. S.(1985). Anxiety: Definition, relationship to depression, and proposal for an integrative model.

［8］Ala-Mursula, L. (2006). Employee worktime control and health.

Acta Universitatis Ouluensis D.

[9] Ala-Mursula, L., Vahtera, J., Kivimäki, M., Kevin, M. V., &. Pentti, J.(2002). Employee control over working times: associations with subjective health and sickness absences. *Journal of epidemiology and community health.*

[10] Ala-Mursula, L., Vahtera, J., Kouvonen, A., Väänänen, A., Linna, A., Pentti, J., &. Kivimäki, M.(2006). Long hours in paid and domestic work and subsequent sickness absence: does control over daily working hours matter? Occupational and Environmental Medicine, 63 (9), 608-616.

[11] Ala-Mursula, L., Vahtera, J., Linna, A., Pentti, J., &. Kivimäki, M.(2005). Employee worktime control moderates the effects of job strain and effort-reward imbalance on sickness absence: the 10-town study. Journal of Epidemiology and Community Health, 59 (10), 851-857.

[12] Ala-Mursula, L., Vahtera, J., Pentti, J., &. Kivimäki, M.(2004). Effect of employee worktime control on health: a prospective cohort study. Occupational and Environmental Medicine, 61 (3), 254-261.

[13] Albertsen, K., Garde, A. H., Nabe-Nielsen, K., Hansen, Å. M., Lund, H., &. Hvid, H.(2014). Work-life balance among shift workers: results from an intervention study about self-rostering. International archives of occupational and environmental health, 87 (3), 265-274.

[14] Allen, T. D.(2001). Family-supportive work environments: The role of organizational perceptions. Journal of vocational behavior, 58 (3), 414-435.

[15] Altevogt, B. M., &. Colten, H. R.(2006). Sleep disorders and sleep deprivation: an unmet public health problem.

[16] Amabile, T. M.(1993). Motivational synergy: Toward new conceptualizations of intrinsic and extrinsic motivation in the workplace. Human resource management review, 3 (3), 185-201.

[17] Amagasa, T., Nakayama, T. J. J. o. o., &. medicine, e.(2013).

Relationship between long working hours and depression. 55（8），863-872.

[18] Anderson, S. E., Coffey, B. S., & Byerly, R. T.(2002). Formal organizational initiatives and informal workplace practices: Links to work-family conflict and job -related outcomes. Journal of management, 28（6），787-810.

[19] Ando, H., Cousins, R., & Young, C. J. C. P.(2014). Achieving saturation in thematic analysis: Development and refinement of a codebook. 3, 03. CP. 03. 04.

[20] Andrews, D., Nonnecke, B., & Preece, J.(2003). Electronic survey methodology: A case study in reaching hard-to-involve Internet users. International journal of human-computer interaction, 16（2），185-210.

[21] Appels, A., Siegrist, J., & De Vos, Y. (1997). 'Chronic workload', 'need for control' and 'vital exhaustion' in patients with myocardial infarction and controls: A comparative test of cardiovascular risk profiles. Stress medicine, 13（2），117-121.

[22] Arber, S., Bote, M., & Meadows, R.(2009). Gender and socio-economic patterning of self-reported sleep problems in Britain. Social science & medicine, 68（2），281-289.

[23] Artazcoz, L., Cortès, I., Escribà-Agüir, V., Cascant, L., & Villegas, R.(2009a). Understanding the relationship of long working hours with health status and health-related behaviours. Journal of Epidemiology & Community Health, 63（7），521-527.

[24] Artazcoz, L., Cortès, I., Escribà-Agüir, V., Cascant, L., & Villegas, R.(2009b). Understanding the relationship of long working hours with health status and health-related behaviours. Journal of Epidemiology & Community Health, jech. 2008. 082123.

[25] Aryee, S., Srinivas, E. S., & Tan, H. H.(2005). Rhythms of life: antecedents and outcomes of work-family balance in employed parents. Journal of applied psychology, 90（1），132.

[26] Asch, D. A., Christakis, N. A., & Ubel, P. A.(1998). Conduc-

ting physician mail surveys on a limited budget: a randomized trial comparing $2 bill versus $5 bill incentives. Medical care, 36 (1), 95-99.

[27] Azorín, J. M., & Cameron, R. (2010). The application of mixed methods in organisational research: A literature review. Electronic Journal of Business Research Methods, 8 (2), 95.

[28] Bakker, A. B., & Demerouti, E. (2007). The job demands-resources model: State of the art. Journal of Managerial Psychology, 22 (3), 309-328.

[29] Bakker, A. B., Killmer, C. H., Siegrist, J., & Schaufeli, W. B. (2000). Effort-reward imbalance and burnout among nurses. Journal of advanced nursing, 31 (4), 884-891.

[30] Baltes, B. B., Briggs, T. E., Huff, J. W., Wright, J. A., & Neuman, G. A. (1999). Flexible and compressed workweek schedules: A meta-analysis of their effects on work-related criteria. Journal of Applied Psychology, 84 (4), 496.

[31] Bamberger, M. (2000). Integrating Quantitative and Qualitative Research in Development Projects: Lessons from the Field. The World Bank.

[32] Barger, L. K., Cade, B. E., Ayas, N. T., Cronin, J. W., Rosner, B., Speizer, F. E., & Czeisler, C. A. (2005). Extended work shifts and the risk of motor vehicle crashes among interns. New England Journal of Medicine, 352 (2), 125-134.

[33] Barnes, C. M., Miller, J. A., & Bostock, S. (2017). Helping employees sleep well: Effects of cognitive behavioral therapy for insomnia on work outcomes. Journal of Applied Psychology, 102 (1), 104.

[34] Baron, R. M., & Kenny, D. A. (1986). The moderator-mediator variable distinction in social psychological research: Conceptual, strategic, and statistical considerations. Journal of personality and social psychology, 51 (6), 1173.

[35] Barrett, K. C., Morgan, G. A., Leech, N. L., & Gloeckner, G.

W.(2012). IBM SPSS for introductory statistics: Use and interpretation. Routledge.

[36] Barriball, K. L., & While, A. J. J. o. A. N. -I. S.(1994). Collecting data using a semi-structured interview: a discussion paper. 19 （2）, 328-335.

[37] Batt, R., & Valcour, P. M.(2003). Human resources practices as predictors of work-family outcomes and employee turnover. Industrial Relations: A Journal of Economy and Society, 42 （2）, 189-220.

[38] Bauer, D. J., & Curran, P. J.(2005). Probing interactions in fixed and multilevel regression: Inferential and graphical techniques. Multivariate behavioral research, 40 （3）, 373-400.

[39] Baumeister, R.(1998). The self (In DT Gilbert, ST Fiske, & G. Lindzey (Eds.). The handbook of social psychology （Vol. 1, pp. 680-740）. NY: McGraw -Hill.

[40] Bazeley, P.（2008）. Mixed methods in management research. Dictionary of qualitative management research, 133-136.

[41] Beckers, D. G., Kompier, M. A., Kecklund, G., & Härmä, M. （2012）. Worktime control: theoretical conceptualization, current empirical knowledge, and research agenda. Scandinavian journal of work, environment & health, 291-297.

[42] Beckers, D. G., van der Linden, D., Smulders, P. G., Kompier, M. A., Taris, T. W., & Geurts, S. A.(2008). Voluntary or involuntary? Control over overtime and rewards for overtime in relation to fatigue and work satisfaction. Work & Stress, 22 （1）, 33-50.

[43] Beckers, D. G., van der Linden, D., Smulders, P. G., Kompier, M. A., Taris, T. W., & Van Yperen, N. W.(2007). Distinguishing between overtime work and long workhours among full-time and part-time workers. Scandinavian journal of work, environment & health, 37-44.

[44] Beckers, D. G., van der Linden, D., Smulders, P. G., Kompier,

M. A., van Veldhoven, M. J., & van Yperen, N. W. (2004). Working overtime hours: relations with fatigue, work motivation, and the quality of work. Journal of Occupational and Environmental Medicine, 46 (12), 1282-1289.

[45] Bell, D. N., & Hart, R. A.(2003). Wages, hours, and overtime premia: evidence from the British labor market. ILR Review, 56 (3), 470-480.

[46] Bell, D. N., Hart, R. A., Hübler, O., & Schwerdt, W. (2000). Paid and unpaid overtime working in Germany and the UK. IZA.

[47] Bellah, R. N., Madsen, R., Sullivan, W. M., Swidler, A., & Tipton, S. M.(2007). Habits of the heart: Individualism and commitment in American life. Univ of California Press.

[48] Belsley, D. A., Kuh, E., & Welsch, R. E.(2005). Regression diagnostics: Identifying influential data and sources of collinearity (Vol. 571). John Wiley & Sons.

[49] Bentley, J. P., & Thacker, P. G.(2004). The influence of risk and monetary payment on the research participation decision making process. Journal of medical ethics, 30 (3), 293-298.

[50] Berg, B. L., Lune, H., & Lune, H. (2004). Qualitative research methods for the social sciences (Vol. 5). Pearson Boston, MA.

[51] Berg, P., Kalleberg, A. L., & Appelbaum, E. (2003). Balancing work and family: The role of high-commitment environments. Industrial Relations: A Journal of Economy and Society, 42 (2), 168-188.

[52] Bergqvist, U., Wolgast, E., Nilsson, B., & Voss, M.(1995). Musculoskeletal disorders among visual display terminal workers: individual, ergonomic, and work organizational factors. Ergonomics, 38 (4), 763-776.

[53] Bernard, H. R. (2011). Research methods in anthropology: Qualitative and quantitative approaches. Rowman Altamira.

[54] Beutell, N. J. (2010). Work schedule, work schedule control and satisfaction in relation to work-family conflict, work-family synergy, and do-

main satisfaction. Career Development International，15（5），501-518.

[55] Bianchi，S. M.（2000）. Maternal employment and time with children：Dramatic change or surprising continuity? Demography，37（4），401-414.

[56] Bliese，P. D.，& Halverson，R. R.（1996）. Individual and Nomothetic Models of Job Stress：An Examination of Work Hours，Cohesion，and Well-Being1. Journal of Applied Social Psychology，26（13），1171-1189.

[57] Bohle，P.，Quinlan，M.，Kennedy，D.，& Williamson，A.（2004）. Working hours，work-life conflict and health in precarious and "permanent" employment. Revista de Saúde Pública，38，19-25.

[58] Bohle，P.，Willaby，H.，Quinlan，M.，& McNamara，M.（2011）. Flexible work in call centres：Working hours，work-life conflict & health. Applied ergonomics，42（2），219-224.

[59] Boksem，M. A.，& Tops，M.（2008）. Mental fatigue：costs and benefits. Brain research reviews，59（1），125-139.

[60] Bollen，K. A.，& Jackman，R. W.（1990）. Regression diagnostics：An expository treatment of outliers and influential cases. Modern methods of data analysis，13（4），257-291.

[61] Braley，T. J.，Chervin，R. D.，& Segal，B. M.，（2012）. Fatigue，tiredness，lack of energy，and sleepiness in multiple sclerosis patients referred for clinical polysomnography. 2012.

[62] Brauchli，R.，Bauer，G. F.，& Hämmig，O.（2014）. Job Autonomy Buffers the Impact of Work-Life Conflict on Organizational Outcomes. Swiss Journal of Psychology.

[63] Braun，V.，& Clarke，V.（2006）. Using thematic analysis in psychology. Qualitative research in psychology，3（2），77-101.

[64] Brayfield，A. H.，& Rothe，H. F.（1951）. An index of job satisfaction. Journal of applied psychology，35（5），307.

[65] Brewer，J.，& Hunter，A.（1989）. Multimethod research：A synthesis of styles. Sage Publications，Inc.

[66] Brislin，R. W.（1980）. Translation and content analysis of oral and

written materials. Methodology, 389-444.

[67] Bryman, A., Becker, S., & Sempik, J. (2008). Quality criteria for quantitative, qualitative and mixed methods research: A view from social policy. International Journal of Social Research Methodology, 11 (4), 261-276.

[68] Bryman, A., & Bell, E. (2015). Business research methods. Oxford University Press, USA.

[69] Butler, A. B., Grzywacz, J. G., Ettner, S. L., & Liu, B. (2009). Workplace flexibility, self-reported health, and health care utilization. Work & Stress, 23 (1), 45-59.

[70] Byron, K.(2005). A meta-analytic review of work-family conflict and its antecedents. Journal of vocational behavior, 67 (2), 169-198.

[71] Calnan, M., Wainwright, D., & Almond, S. (2000). Job strain, effort-reward imbalance and mental distress: a study of occupations in general medical practice. Work & Stress, 14 (4), 297-311.

[72] Caplan, R. D., & Jones, K. W. (1975). Effects of work load, role ambiguity, and type A personality on anxiety, depression, and heart rate. Journal of applied psychology, 60 (6), 713.

[73] Carlson, D. S., Grzywacz, J. G., & Michele Kacmar, K.(2010). The relationship of schedule flexibility and outcomes via the work-family interface. Journal of Managerial Psychology, 25 (4), 330-355.

[74] Carlson, D. S., Kacmar, K. M., & Williams, L. J.(2000). Construction and initial validation of a multidimensional measure of work-family conflict. Journal of Vocational behavior, 56 (2), 249-276.

[75] Carr, E. C., & Worth, A. (2001). The use of the telephone interview for research. NT research, 6 (1), 511-524.

[76] Caruso, C. C., Bushnell, T., Eggerth, D., Heitmann, A., Kojola, B., Newman, K., Rosa, R. R., Sauter, S. L., & Vila, B. (2006). Long working hours, safety, and health: toward a National Research Agenda. American Journal of Industrial Medicine,

49 (11), 930-942.

[77] Caruso, C. C., Hitchcock, E. M., Dick, R. B., Russo, J. M., & Schmit, J. M. (2004). Overtime and extended work shifts: recent findings on illnesses, injuries, and health behaviors. DHHS (NIOSH) Publication (2004-143), b13.

[78] Cassell, C., & Symon, G. (2004). Essential guide to qualitative methods in organizational research. Sage.

[79] Chan, R. C., Xu, T., Huang, J., Wang, Y., Zhao, Q., Shum, D. H., O'Gorman, J., & Potangaroa, R. (2012). Extending the utility of the Depression Anxiety Stress scale by examining its psychometric properties in Chinese settings. Psychiatry research, 200 (2-3), 879-883.

[80] Chen, Z., Zhang, X., Leung, K., & Zhou, F. (2010). Exploring the interactive effect of time control and justice perception on job attitudes. The Journal of Social Psychology, 150 (2), 181-197.

[81] Cheng, Y., Du, C. -L., Hwang, J. -J., Chen, I. -S., Chen, M. -F., & Su, T. -C. (2014). Working hours, sleep duration and the risk of acute coronary heart disease: a case-control study of middle-aged men in Taiwan. International journal of cardiology, 171 (3), 419-422.

[82] Cheung, F. Y. l., & Tang, C. S. k. (2010). Effects of age, gender, and emotional labor strategies on job outcomes: Moderated mediation analyses. Applied Psychology: Health and Well-Being, 2 (3), 323-339.

[83] Choi, I., Nisbett, R. E., & Norenzayan, A. (1999). Causal attribution across cultures: Variation and universality. Psychological bulletin, 125 (1), 47.

[84] Clark, A., Oswald, A., & Warr, P. (1996). Is job satisfaction U-shaped in age? Journal of occupational and organizational psychology, 69 (1), 57-81.

[85] Collins, K. M., Onwuegbuzie, A. J., & Sutton, I. L. (2006). A

model incorporating the rationale and purpose for conducting mixed methods research in special education and beyond. Learning disabilities: a contemporary journal, 4 (1), 67-100.

[86] Converse, J. M., & Schuman, H. (1974). Conversations at random. Wiley.

[87] Cook, C., Heath, F., & Thompson, R. L. (2000). A meta-analysis of response rates in web-or internet-based surveys. Educational and psychological measurement, 60 (6), 821-836.

[88] Cooper, E., & Bosco, S.(1999). Methodological issues in conducting research on gender in organizations. Handbook of gender and work, 477-493.

[89] Costa, D. L.(2001). Hours of work and the Fair Labor Standards Act: A study of retail and wholesale trade, 1938-1950. ILR Review, 53 (4), 648-664.

[90] Costa, G., Åkerstedt, T., Nachreiner, F., Baltieri, F., Carvalhais, J., Folkard, S., Dresen, M. F., Gadbois, C., Gartner, J., & Sukalo, H. G.(2004). Flexible working hours, health, and well-being in Europe: some considerations from a SALTSA project. Chronobiology international, 21 (6), 831-844.

[91] Couper, M. P.(2000). Web surveys: A review of issues and approaches. The Public Opinion Quarterly, 64 (4), 464-494.

[92] Creswell, J. W.(2003). Research design: Qualitative, quantitative, and mixed methods approaches (2nd ed.). SAGE Publications.

[93] Creswell, J. W.(2014). A concise introduction to mixed methods research. Sage Publications.

[94] Creswell, J. W., & Creswell, J. D. (2017). Research design: Qualitative, quantitative, and mixed methods approaches. Sage publications.

[95] Creswell, J. W., Plano Clark, V. L., Gutmann, M. L., & Hanson, W. E.(2003). Advanced mixed methods research designs. Handbook of mixed methods in social and behavioral research, 209-240.

［96］Currall，S. C.，& Towler，A. J.（2003）. Research methods in management and organizational research: Toward integration of qualitative and quantitative techniques. In. Sage Publications.

［97］Daft，R. L.，& Lewin，A. Y.，（1990）. Can organization studies begin to break out of the normal science straitjacket? An editorial essay. 1（1），1-9.

［98］Dahlgren，A.，Kecklund，G.，& Åkerstedt，T.（2006）. Overtime work and its effects on sleep, sleepiness, cortisol and blood pressure in an experimental field study. Scandinavian journal of work，environment & health，318-327.

［99］Dahlgren，A.，Kecklund，G.，Åkerstedt，T.，（2006）. Overtime work and its effects on sleep, sleepiness, cortisol and blood pressure in an experimental field study. environment，& health. 318-327.

［100］Darlington，R. B.，& Hayes，A. F.（2016）. Regression analysis and linear models: Concepts, applications, and implementation. Guilford Publications.

［101］de Jonge，J.，Bosma，H.，Peter，R.，& Siegrist，J.（2000）. Job strain, effort-reward imbalance and employee well-being: a large-scale cross-sectional study. Social science & medicine，50（9），1317-1327.

［102］Deci，E.，& Ryan，R. M.（1985）. Intrinsic motivation and self-determination in human behavior. Springer Science & Business Media.

［103］Dekker，R. L.，（2014）. Patient perspectives about depressive symptoms in heart failure: a review of the qualitative literature. 29（1）.

［104］Dembe，A. E.，Erickson，J. B.，Delbos，R. G.，Banks，S. M. J. O.，& medicine，e.（2005）. The impact of overtime and long work hours on occupational injuries and illnesses: new evidence from the United States. 62（9），588-597.

［105］Demyttenaere，K.，Bruffaerts，R.，Posada-Villa，J.，Gasquet，

I., Kovess, V., Lepine, J., Angermeyer, M., Bernert, S., De Girolamo, G., & Morosini, P.(2004). Prevalence, severity, and unmet need for treatment of mental disorders in the World Health Organization World Mental Health Surveys. Jama, 291 (21), 2581-2590.

[106] Derycke, H., Vlerick, P., Burnay, N., Decleire, C., D' Hoore, W., Hasselhorn, H. M., & Braeckman, L.(2010). Impact of the effort-reward imbalance model on intent to leave among Belgian health care workers: A prospective study. Journal of Occupational and Organizational Psychology, 83 (4), 879-893.

[107] DeSimone, J. A., Harms, P. D., & DeSimone, A. J.(2015). Best practice recommendations for data screening. Journal of Organizational Behavior, 36 (2), 171-181.

[108] DiCicco-Bloom, B., & Crabtree, B. F.(2006). The qualitative research interview. Medical education, 40 (4), 314-321.

[109] Diener, E., Diener, M., & Diener, C.(1995). Factors predicting the subjective well-being of nations. Journal of personality and social psychology, 69 (5), 851.

[110] Dilley, P. (2000). Conducting successful interviews: Tips for intrepid research. Theory into practice, 39 (3), 131-137.

[111] Doody, O., & Noonan, M.(2013). Preparing and conducting interviews to collect data.

[112] Doyle, L., Brady, A. -M., & Byrne, G.(2009). An overview of mixed methods research. Journal of Research in Nursing, 14 (2), 175-185.

[113] Dragano, N., von dem Knesebeck, O., Rodel, A., & Siegrist, J.(2003). Psychosoziale Arbeitsbelastungen und muskulo-skeletale Beschwerden: Bedeutung für die Prävention. Zeitschrift für Gesundheitswissenschaften = Journal of public health, 11 (3), 196-207.

[114] Duffy, B., Smith, K., Terhanian, G., & Bremer, J. (2005).

Comparing data from online and face-to-face surveys. International Journal of Market Research，47（6），615-639.

[115] Dures，E.，Rumsey，N.，Morris，M.，& Gleeson，K.（2011）. Mixed methods in health psychology：Theoretical and practical considerations of the third paradigm. Journal of health psychology，16（2），332-341.

[116] Duxbury，L.，Higgins，C.，& Lee，C.（1994）. Work-family conflict：A comparison by gender，family type，and perceived control. Journal of family Issues，15（3），449-466.

[117] Duxbury，L. E.，& Higgins，C. A.（1991）. Gender differences in work-family conflict. Journal of applied psychology，76（1），60.

[118] Eaton，S. C.（2003）. If you can use them：Flexibility policies，organizational commitment，and perceived performance. Industrial Relations：A Journal of Economy and Society，42（2），145-167.

[119] Eaton，W. W.，Martins，S. S.，Nestadt，G.，Bienvenu，O. J.，Clarke，D.，& Alexandre，P.（2008）. The burden of mental disorders. Epidemiologic reviews，30（1），1-14.

[120] Eby，L. T.，Casper，W. J.，Lockwood，A.，Bordeaux，C.，& Brinley，A.（2005）. Work and family research in IO/OB：Content analysis and review of the literature（1980－2002）. Journal of vocational behavior，66（1），124-197.

[121] Edmondson，A. C.，& McManus，S. E.（2007）. Methodological fit in management field research. Academy of management review，32（4），1246-1264.

[122] Edwards，J. R.（1996）. An examination of competing versions of the person-environment fit approach to stress. Academy of management journal，39（2），292-339.

[123] Elo，S.，& Kyngäs，H.（2008）. The qualitative content analysis process. Journal of advanced nursing，62（1），107-115.

[124] Emanuel，E. J.（2004）. Ending concerns about undue inducement. The Journal of Law，Medicine & Ethics，32（1），100-105.

［125］ Eriksen，C. A.，& Kecklund，G.（2007）. Sleep，sleepiness and health complaints in police officers：the effects of a flexible shift system. Industrial Health，45（2），279-288.

［126］ Evans，J. R.，& Mathur，A.（2005）. The value of online surveys. Internet research，15（2），195-219.

［127］ Fagenson，E. A.，& Jackson，J. J.（1994）. United States of America：The status of women managers in the United States. Competitive frontiers：Women managers in a global economy，edited by Nancy J. Adler & Dafna N. Izraeli. Cambridge，MA. Blackwell，127-142.

［128］ Farrell，D.，& Rusbult，C. E.（1981）. Exchange variables as predictors of job satisfaction，job commitment，and turnover：The impact of rewards，costs，alternatives，and investments. Organizational behavior and human performance，28（1），78-95.

［129］ Faul，F.，Erdfelder，E.，Buchner，A.，& Lang，A. -G.（2009）. Statistical power analyses using G＊Power 3. 1：Tests for correlation and regression analyses. Behavior research methods，41（4），1149-1160.

［130］ Faul，F.，Erdfelder，E.，Lang，A. -G.，& Buchner，A.（2007）. G＊Power 3：A flexible statistical power analysis program for the social，behavioral，and biomedical sciences. Behavior research methods，39（2），175-191.

［131］ Fenwick，R.，& Tausig，M.（2001）. Scheduling stress family and health outcomes of shift work and schedule control. American Behavioral Scientist，44（7），1179-1198.

［132］ Fereday，J.，& Muir-Cochrane，E.（2006）. Demonstrating rigor using thematic analysis：A hybrid approach of inductive and deductive coding and theme development. International journal of qualitative methods，5（1），80-92.

［133］ Field，A.（2009）. Discovering statistics using SPSS. Sage publications.

［134］Field，A.(2013). Discovering statistics using IBM SPSS statistics. sage.

［135］Fortune.(2017). 2017 China top 500 ranking.

［136］Fukuoka，Y.，Dracup，K.，Froelicher，E. S.，Ohno，M.，Hirayama，H.，Shiina，H.，& Kobayashi，F.(2005). Do Japanese workers who experience an acute myocardial infarction believe their prolonged working hours are a cause? International journal of cardiology, 100 (1), 29-35.

［137］Fusch，P. I.，& Ness，L. R.(2015). Are we there yet? Data saturation in qualitative research. The qualitative report, 20 (9), 1408-1416.

［138］Gaillard，A.，& Wientjes，C.(1994). Mental load and work stress as two types of energy mobilization. Work & Stress, 8 (2), 141-152.

［139］Gareis，K. C.，& Barnett，R. C.(2002). Under what conditions do long work hours affect psychological distress? A study of full-time and reduced-hours female doctors. Work and Occupations, 29 (4), 483-497.

［140］Gerstel，N.，& Clawson，D.(2018). Control over Time: Employers, Workers, and Families Shaping Work Schedules. Annual Review of Sociology (0).

［141］Geurts，S. A.，Beckers，D. G.，Taris，T. W.，Kompier，M. A.，& Smulders，P. G.(2009). Worktime demands and work-family interference: Does worktime control buffer the adverse effects of high demands? Journal of Business Ethics, 84 (2), 229-241.

［142］Geurts，S. A.，& Demerouti，E.(2003). Work/non-work interface: A review of theories and findings. The handbook of work and health psychology, 2, 279-312.

［143］Geurts，S. A.，& Sonnentag，S.(2006). Recovery as an explanatory mechanism in the relation between acute stress reactions and chronic health impairment. Scandinavian journal of work, environment & health, 482-492.

[144] Gilgun, J.(2010). Reflexivity and qualitative research. Current issues in qualitative research, 1 (2), 1-8.

[145] Godin, I., & Kittel, F.(2004). Differential economic stability and psychosocial stress at work: associations with psychosomatic complaints and absenteeism. Social science & medicine, 58 (8), 1543-1553.

[146] Golafshani, N. (2003). Understanding reliability and validity in qualitative research. The qualitative report, 8 (4), 597-606.

[147] Golden, L., & Wiens-Tuers, B. (2005). Mandatory overtime work in the United States: who, where, and what? Labor Studies Journal, 30 (1), 1-25.

[148] Golden, L., & Wiens-Tuers, B.(2006). To your happiness? Extra hours of labor supply and worker well-being. The Journal of Socio-Economics, 35 (2), 382-397.

[149] Goldenhar, L. M., Hecker, S., Moir, S., & Rosecrance, J. (2003). The "Goldilocks model" of overtime in construction: not too much, not too little, but just right. Journal of safety research, 34 (2), 215-226.

[150] Gralla, R., Kraft, K., & Volgushev, S.(2016). The effects of works councils on overtime hours. Scottish Journal of Political Economy.

[151] Greene, J. C.(2006). Toward a methodology of mixed methods social inquiry. Research in the Schools, 13 (1), 93-98.

[152] Greene, J. C.(2008). Is mixed methods social inquiry a distinctive methodology? Journal of mixed methods research, 2 (1), 7-22.

[153] Greene, J. C., Benjamin, L., & Goodyear, L.(2001). The merits of mixing methods in evaluation. Evaluation, 7 (1), 25-44.

[154] Greene, J. C., Caracelli, V. J., & Graham, W. F.(1989). Toward a conceptual framework for mixed-method evaluation designs. Educational evaluation and policy analysis, 11 (3), 255-274.

[155] Greenhaus, J. H., & Beutell, N. J. (1985). Sources of conflict between work and family roles. Academy of management review, 10 (1), 76-88.

[156] Grosch, J. W., Caruso, C. C., Rosa, R. R., & Sauter, S. L., (2006). Long hours of work in the US: associations with demographic and organizational characteristics, psychosocial working conditions, and health. 49 (11), 943-952.

[157] Gruber, T., Szmigin, I., Reppel, A. E., & Voss, R. (2008). Designing and conducting online interviews to investigate interesting consumer phenomena. Qualitative Market Research: An International Journal, 11 (3), 256-274.

[158] Grzywacz, J. G., & Butler, A. B. (2005). The impact of job characteristics on work-to-family facilitation: testing a theory and distinguishing a construct. Journal of occupational health psychology, 10 (2), 97.

[159] Grzywacz, J. G., Carlson, D. S., & Shulkin, S. (2008). Schedule flexibility and stress: Linking formal flexible arrangements and perceived flexibility to employee health. Community, Work and Family, 11 (2), 199-214.

[160] Grzywacz, J. G., Casey, P. R., & Jones, F. A. (2007). The effects of workplace flexibility on health behaviors: A cross-sectional and longitudinal analysis. Journal of Occupational and Environmental Medicine, 49 (12), 1302-1309.

[161] Grzywacz, J. G., & Marks, N. F. (2000). Reconceptualizing the work-family interface: An ecological perspective on the correlates of positive and negative spillover between work and family. Journal of occupational health psychology, 5 (1), 111.

[162] Guest, G., Bunce, A., & Johnson, L., (2006). How many interviews are enough? An experiment with data saturation and variability. 18 (1), 59-82.

[163] Gustavsson, K., Wierzbicka, A., Matuszczyk, M., Matuszczyk,

M., & Wichniak, A., (2021). Sleep among primary care physicians-Association with overtime, night duties and strategies to counteract poor sleep quality. 30 (1), e13031.

[164] Gutek, B. A., Searle, S., & Klepa, L.(1991). Rational versus gender role explanations for work-family conflict. Journal of applied psychology, 76 (4), 560.

[165] Hackman, J. R.(1992). Group influences on individuals in organizations. Consulting Psychologists Press.

[166] Hallowell, M. R.(2010). Worker fatigue: Managing concerns in rapid renewal highway construction projects. Professional safety, 55 (12), 18-26.

[167] Halpern, S. D., Karlawish, J. H., Casarett, D., Berlin, J. A., & Asch, D. A. (2004). Empirical assessment of whether moderate payments are undue or unjust inducements for participation in clinical trials. Archives of Internal Medicine, 164 (7), 801-803.

[168] Hammer, L. B., Allen, E., & Grigsby, T. D.(1997). Work-family conflict in dual-earner couples: Within-individual and crossover effects of work and family. Journal of vocational behavior, 50 (2), 185-203.

[169] Hämmig, O., & Bauer, G. (2009). Work-life imbalance and mental health among male and female employees in Switzerland. International Journal of Public Health, 54 (2), 88-95.

[170] Hämmig, O., Brauchli, R., & Bauer, G. F. (2012). Effort-reward and work-life imbalance, general stress and burnout among employees of a large public hospital in Switzerland. Swiss Medical Weekly, 142, w13577.

[171] Handwerk, P. G., Carson, C., & Blackwell, K. M. (2000). On-Line vs. Paper-and-Pencil Surveying of Students: A Case Study. AIR 2000 Annual Forum Paper.

[172] Hanna, R. C., Weinberg, B., Dant, R. P., & Berger, P. D. (2005). Do internet-based surveys increase personal self-disclosure? Journal of Database Marketing & Customer Strategy Management,

12（4），342-356.

[173] Hanse，J. J.，& Winkel，J. r.（2008）. Work organisation constructs and ergonomic outcomes among European forest machine operators. Ergonomics，51（7），968-981.

[174] Härmä，M.（2006）. Workhours in relation to work stress，recovery and health. Scandinavian journal of work，environment & health，502-514.

[175] Hayes，A. F.（2009）. Beyond Baron and Kenny：Statistical mediation analysis in the new millennium. Communication monographs，76（4），408-420.

[176] Hayes，A. F.（2013）. Introduction to mediation，moderation，and conditional process analysis：A regression-based approach. Guilford Press.

[177] Hayes，A. F.（2017）. Introduction to Mediation，Moderation，and Conditional Process Analysis，Second Edition：A Regression-Based Approach. Guilford Publications.

[178] Hayes，A. F.（2017）. Introduction to mediation，moderation，and conditional process analysis：A regression-based approach. Guilford Publications.

[179] Hill，E. J.，Hawkins，A. J.，Ferris，M.，& Weitzman，M.（2001）. Finding an extra day a week：The positive influence of perceived job flexibility on work and family life balance. Family relations，50（1），49-58.

[180] Hinkin，T. R.，& Holtom，B. C.（2009）. Response rates and sample representativeness：Identifying contextual response drivers. The SAGE handbook of organizational research methods，451-464.

[181] Hino，A.，Inoue，A.，Kawakami，N.，Tsuno，K.，Tomioka，K.，Nakanishi，M.，Mafune，K.，& Hiro，H.（2015）. Buffering effects of job resources on the association of overtime work hours with psychological distress in Japanese white-collar workers. International archives of occupational and environmental health，88（5），631-640.

［182］Hoevenaar-Blom，M. P.，Spijkerman，A. M.，Kromhout，D.，& Verschuren，W. M.，（2014）. Sufficient sleep duration contributes to lower cardiovascular disease risk in addition to four traditional lifestyle factors：the MORGEN study. 21 （11），1367-1375.

［183］Hofstede，G.（1980）. Culture's consequences：National differences in thinking and organizing. Beverly Hills，Calif.：Sage.

［184］Hornung，S.，Rouseau，D. M.，Glaser，J.，Angerer，P.，& Weigl，M.（2011）. Employee-oriented leadership and quality of working life：Mediating roles of idiosyncratic deals. Psychological Reports，108 （1），59-74.

［185］Hornung，S.，Rousseau，D. M.，& Glaser，J.（2008）. Creating flexible work arrangements through idiosyncratic deals. Journal of Applied Psychology，93 （3），655.

［186］Houdmont，J.，Zhou，J.，& Hassard，J.（2011）. Overtime and psychological well-being among Chinese office workers. Occupational Medicine，61 （4），270-273.

［187］Hsu，F. L.（1983）. Rugged individualism reconsidered：Essays in psychological anthropology.

［188］Hsu，H. C.（2019）. Age differences in work stress，exhaustion，well-being，and related factors from an ecological perspective. International journal of environmental research and public health，16 （1），50.

［189］Huang，Y.（2016）. Monetary Rewards and Job Satisfaction：A Comparison between the United States and China. Journal of Management Research，8 （3），1-14.

［190］Hughes，E. L.，& Parkes，K. R.（2007）. Work hours and well-being：The roles of work-time control and work-family interference. Work & Stress，21 （3），264-278.

［191］Hui，C. H.（1988）. Measurement of individualism-collectivism. Journal of research in personality，22 （1），17-36.

［192］Hunt，N.，& McHale，S.（2007）. A practical guide to the e-mail interview. Qualitative health research，17（10），1415-1421.

［193］Hurmerinta-Peltomäki，L.，& Nummela，N.（2006）. Mixed methods in international business research：A value-added perspective. Management International Review，46（4），439-459.

［194］Ilieva，J.，Baron，S.，& Healey，N. M.（2002）. Online surveys in marketing research：Pros and cons. International Journal of Market Research，44（3），361-376.

［195］Inglehart，R.（1997）. Modernization and postmodernization：Cultural，economic，and political change in 43 societies（Vol. 19）. Cambridge Univ Press.

［196］Inoue，Y.，Yamamoto，S.，Stickley，A.，Kuwahara，K.，Miyamoto，T.，Nakagawa，T.，Honda，T.，Imai，T.，Nishihara，A.，& Kabe，I.（2022）. Overtime work and the incidence of long-term sickness absence due to mental disorders：a prospective cohort study. Journal of Epidemiology，32（6），283-289.

［197］Iwasaki，K.，Takahashi，M.，& Nakata，A.（2006）. Health problems due to long working hours in Japan：working hours，workers' compensation（Karoshi），and preventive measures. Industrial health，44（4），537-540.

［198］J. Sears，G.，Zhang，H.，H. Wiesner，W.，D. Hackett，R.，& Yuan，Y.（2013）. A comparative assessment of videoconference and face-to-face employment interviews. Management Decision，51（8），1733-1752.

［199］Jacob，S. A.，& Furgerson，S. P.（2012）. Writing interview protocols and conducting interviews：Tips for students new to the field of qualitative research. The Qualitative Report，17（42），1-10.

［200］Jang，S. J.，Park，R.，& Zippay，A.（2011）. The interaction effects of scheduling control and work-life balance programs on job satisfaction and mental health. International Journal of Social Welfare，20（2），135-143.

［201］Jansen，N. W.，Kant，I.，Nijhuis，F. J.，Swaen，G. M.，&

Kristensen, T. S. (2004). Impact of worktime arrangements on work-home interference among Dutch employees. Scandinavian journal of work, environment & health, 139-148.

[202] Janssen, O. (2000). Job demands, perceptions of effort-reward fairness and innovative work behaviour. Journal of Occupational and organizational psychology, 73 (3), 287-302.

[203] Janssen, O.(2001). Fairness perceptions as a moderator in the curvilinear relationships between job demands, and job performance and job satisfaction. Academy of management journal, 44 (5), 1039-1050.

[204] Jick, T. D.(1979). Mixing qualitative and quantitative methods: Triangulation in action. Administrative science quarterly, 24 (4), 602-611.

[205] Johnson, R. B., & Onwuegbuzie, A. J.(2004). Mixed methods research: A research paradigm whose time has come. Educational researcher, 33 (7), 14-26.

[206] Johnson, R. B., Onwuegbuzie, A. J., & Turner, L. A.(2007). Toward a definition of mixed methods research. Journal of mixed methods research, 1 (2), 112-133.

[207] Joinson, A. N., & Reips, U. -D. (2007). Personalized salutation, power of sender and response rates to Web-based surveys. Computers in Human Behavior, 23 (3), 1372-1383.

[208] Joyce, K., Pabayo, R., Critchley, J. A., & Bambra, C.(2010). Flexible working conditions and their effects on employee health and wellbeing. The Cochrane Library.

[209] Jungsun, P., Yangho, K., Chung, H. K., & Hisanaga, N. (2001). Long working hours and subjective fatigue symptoms. Industrial health, 39 (3), 250-254.

[210] Kâ itçibaşi, Ç.(1994). A critical appraisal of individualism and collectivism: Toward a new formulation.

[211] Kajornboon, A. B. (2004). Creating useful knowledge: a case

study of policy development in e -learning at Chulalongkorn University Language Institute.

[212] Kanagawa, C., Cross, S. E., & Markus, H. R.(2001). "Who am I?" The cultural psychology of the conceptual self. Personality and Social Psychology Bulletin, 27 (1), 90-103.

[213] Kandolin, I., Härmä, M., & Toivanen, M. (2001). Flexible working hours and well-being in Finland. Journal of human ergology, 30 (1/2), 35-40.

[214] 敖阳利. 告别超时加班难在哪里. 中国财经报 2022-05-07, 001.

[215] Kang, J. H., Matusik, J. G., & Barclay, L. A.(2015). Affective and Normative Motives to Work Overtime in Asian Organizations: Four Cultural Orientations from Confucian Ethics. Journal of Business Ethics, 1-16.

[216] Kang, M. -Y., Park, H., Seo, J. -C., Kim, D., Lim, Y. -H., Lim, S., Cho, S. -H., & Hong, Y. -C.(2012). Long working hours and cardiovascular disease: a meta-analysis of epidemiologic studies. Journal of occupational and environmental medicine, 532-537.

[217] Kaplowitz, M. D., Hadlock, T. D., & Levine, R. (2004). A comparison of web and mail survey response rates. Public opinion quarterly, 68 (1), 94-101.

[218] Kauffeld, S., Jonas, E., & Frey, D.(2004). Effects of a flexible work-time design on employee-and company-related aims. European journal of work and organizational psychology, 13 (1), 79-100.

[219] Kawada, T., & Ooya, M.(2005). Workload and health complaints in overtime workers: a survey. Archives of medical research, 36 (5), 594-597.

[220] Kawakami, N., Takatsuka, N., Shimizu, H., & Ishibashi, H. (1999). Depressive symptoms and occurrence of type 2 diabetes among Japanese men. Diabetes care, 22 (7), 1071-1076.

[221] Kazdin, A. E., & Kazdin, A. E.(2000). Encyclopedia of psychology (Vol. 2). American Psychological Association Washington, DC.

[222] Kelloway, E. K., Gottlieb, B. H., & Barham, L.(1999). The source, nature, and direction of work and family conflict: a longitudinal investigation. Journal of occupational health psychology, 4 (4), 337.

[223] Kelly, E. L., Moen, P., & Tranby, E.(2011). Changing workplaces to reduce work-family conflict schedule control in a white-collar organization. American sociological review, 76 (2), 265-290.

[224] Kerin, A., & Carbone, J.(2003). Financial opportunities in extended hours operations: Managing costs, risks, and liabilities. Lexington, MA: Circadian Technologies.

[225] Kessler, R. C. (2006). The epidemiology of depression among women. Women and depression: A handbook for the social, behavioral, and biomedical sciences, 22-37.

[226] Kikuchi, Y., Nakaya, M., Ikeda, M., Narita, K., Takeda, M., & Nishi, M.(2010). Effort-reward imbalance and depressive state in nurses. Occupational Medicine, 60 (3), 231-233.

[227] Kim, I. -S., Ryu, S. -C., Kim, Y. -H., & Kwon, Y. -J.(2012). Influencing Factors in Approving Cerebrovascular and Cardiovascular Disease as Work-Related Disease of Workers' in Manufacturing Sectors. Korean Journal of Occupational and Environmental Medicine, 24 (2), 158-166.

[228] Kim, S., Kwon, K., & Wang, J.(2020). Impacts of job control on overtime and stress: cases in the United States and South Korea. The International Journal of Human Resource Management, 1-25.

[229] Kim, W., Park, E. -C., Lee, T. -H., Kim, T. H. J. O., & medicine, e.(2016). Effect of working hours and precarious employment on depressive symptoms in South Korean employees: a longitudinal study. 73 (12), 816-822.

[230] King, N.(2004). Using templates in the thematic analysis of text. Essential guide to qualitative methods in organizational research, 2, 256-270.

［231］King，N.，& Horrocks，C.(2010). Interviews in qualitative re-
search. Sage.

［232］Kinman，G.，& Jones，F.(2008). Effort-reward imbalance，over-
commitment and work-life conflict：testing an expanded model.
Journal of Managerial Psychology.

［233］Kivimäki，M.，Jokela，M.，Nyberg，S. T.，Singh-Manoux，A.，
Fransson，E. I.，Alfredsson，L.，Bjorner，J. B.，Borritz，M.，
Burr，H.，& Casini，A.(2015). Long working hours and risk of
coronary heart disease and stroke：a systematic review and meta-a-
nalysis of published and unpublished data for 603 838 individuals.
The lancet，386（10005），1739-1746.

［234］Kleppa，E.，Sanne，B.，& Tell，G. S.(2008). Working overtime
is associated with anxiety and depression：the Hordaland Health
Study. Journal of occupational and environmental medicine，50
（6），658-666.

［235］Knauth，P.(1998). Innovative worktime arrangements. Scandinavian
journal of work，environment & health，13-17.

［236］Kodz，J.，Davis，S.，Lain，D.，Strebler，M.，Rick，J.，Bates，
P.，Cummings，J.，Meager，N.，Anxo，D.，& Gineste，S.
(2003). Working long hours：a review of the evidence. Volume
1-Main report. Employment Relations Research Series，16.

［237］Kompier，M.(2003). Job design and well-being. The handbook of
work and health psychology，2，429-454.

［238］Kompier，M. A.(2006). New systems of work organization and
workers' health. Scandinavian journal of work，environment &
health，421-430.

［239］Kossek，E. E.，Lautsch，B. A.，& Eaton，S. C.(2006). Tele-
commuting，control，and boundary management：Correlates of
policy use and practice，job control，and work-family effectiveness.
Journal of Vocational Behavior，68（2），347-367.

［240］Kreft，I. G.，Kreft，I.，& de Leeuw，J.(1998). Introducing

multilevel modeling. Sage.

[241] Krippendorff, K. (2008). Reliability. The International Encyclopedia of Communication.

[242] Kuroda, S., & Yamamoto, I. (2016). Workers' Mental Health, Long Work Hours, and Workplace Management: Evidence from Workers' Longitudinal Data in Japan.

[243] Kvale, S. (2008). Doing interviews. Sage.

[244] Landrigan, C. P., Rothschild, J. M., Cronin, J. W., Kaushal, R., Burdick, E., Katz, J. T., Lilly, C. M., Stone, P. H., Lockley, S. W., & Bates, D. W. (2004). Effect of reducing interns' work hours on serious medical errors in intensive care units. New England Journal of Medicine, 351 (18), 1838-1848.

[245] Landsbergis, P. (2004). Long work hours, hypertension, and cardio-vascular disease. Cadernos de Saúde Pública, 20 (6), 1746-1748.

[246] Lapierre, L. M., & Allen, T. D. (2006). Work-supportive family, family-supportive supervision, use of organizational bene-fits, and problem-focused coping: implications for work-family conflict and employee well-being. Journal of occupational health psychology, 11 (2), 169.

[247] Le, A. B., Balogun, A. O., & Smith, T. D. (2022). Long Work Hours, Overtime, and Worker Health Impairment: A Cross-Sectional Study among Stone, Sand, and Gravel Mine Workers. International journal of environmental research and public health, 19 (13), 7740.

[248] Leach, L. S., Christensen, H., Mackinnon, A. J., Windsor, T. D., & Butterworth, P. (2008). Gender differences in depression and anxiety across the adult lifespan: the role of psychosocial mediators. Social psychiatry and psychiatric epidemiology, 43 (12), 983-998.

[249] Lee, A. S. (1991). Integrating positivist and interpretive approaches to organizational research. Organization science, 2 (4), 342-365.

[250] Lee, K., Suh, C., Kim, J. E., & Park, J. O., (2016). The impact of long working hours on psychosocial stress response

among white-collar workers. 55 (1), 46-53.

[251] Lee，M. D.，MacDermid，S. M.，& Buck，M. L.（2002）. Reduced-load work arrangements：Response to stress or quest for integrity of functioning?.

[252] Leech，N. L.，Dellinger，A. B.，Brannagan，K. B.，& Tanaka，H.（2010）. Evaluating mixed research studies：A mixed methods approach. Journal of mixed methods research，4 (1)，17-31.

[253] Leech，N. L.，& Onwuegbuzie，A. J.（2009）. A typology of mixed methods research designs. Quality & quantity，43 (2)，265-275.

[254] Leung，K.，& Bond，M. H.（1984）. The impact of cultural collectivism on reward allocation. Journal of Personality and Social psychology，47 (4)，793.

[255] Leung，L.（2015）. Validity，reliability，and generalizability in qualitative research. Journal of family medicine and primary care，4 (3)，324.

[256] Levenson，A.（2017）. Workplace fatigue is a systems problem. Consulting Psychology Journal：Practice and Research，69 (2)，130.

[257] Lewig，K. A.，& Dollard，M. F.（2003）. Emotional dissonance，emotional exhaustion and job satisfaction in call centre workers. European journal of work and organizational psychology，12 (4)，366-392.

[258] Li，J.，Yang，W.，Cheng，Y.，Siegrist，J.，& Cho，S.-I.（2005）. Effort-reward imbalance at work and job dissatisfaction in Chinese healthcare workers：a validation study. International archives of occupational and environmental health，78 (3)，198-204.

[259] Lincoln，Y. S.，& Guba，E. G.（1985）. Naturalistic inquiry（Vol. 75）. Sage.

[260] Lingard，H.，Francis，V.，& Turner，M.（2012）. Work time demands，work time control and supervisor support in the Australian construction industry：An analysis of work-family interaction. Engineering，Construction and Architectural Management，19 (6)，647-665.

[261] Liu，Y.，& Tanaka，H.（2002）. Overtime work，insufficient sleep，

and risk of non-fatal acute myocardial infarction in Japanese men. Occupational and Environmental Medicine, 59 (7), 447-451.

[262] Locke, E. A.(1969). What is job satisfaction? Organizational behavior and human performance, 4 (4), 309-336.

[263] Lowery, J. T., Borgerding, J. A., Zhen, B., Glazner, J. E., Bondy, J., & Kreiss, K.,(1998). Risk factors for injury among construction workers at Denver International Airport. 34 (2), 113-120.

[264] Lu, C. L., Chang, F. Y., Lang, H. C., Chen, C. Y., Luo, J. C., & Lee, S. D.(2005). Gender difference on the symptoms, health-seeking behaviour, social impact and sleep quality in irritable bowel syndrome: a Rome Ⅱ-based survey in an apparent healthy adult Chinese population in Taiwan. Alimentary pharmacology & therapeutics, 21 (12), 1497-1505.

[265] Lunde, L. -K., Koch, M., Veiersted, K. B., Moen, G. -H., Wærsted, M., & Knardahl, S. (2016). Heavy physical work: Cardiovascular load in male construction workers. International journal of environmental research and public health, 13 (4), 356.

[266] Luo, Y.(1997). Guanxi: Principles, philosophies, and implications. Human systems management, 16 (1), 43.

[267] MacKinnon, D. P., Lockwood, C. M., & Williams, J.(2004). Confidence limits for the indirect effect: Distribution of the product and resampling methods. Multivariate behavioral research, 39 (1), 99-128.

[268] Maneesriwongul, W., & Dixon, J. K.(2004). Instrument translation process: a methods review. Journal of advanced nursing, 48 (2), 175-186.

[269] Mark, G., & Smith, A. P.(2012). Effects of occupational stress, job characteristics, coping, and attributional style on the mental health and job satisfaction of university employees. Anxiety, Stress & Coping, 25 (1), 63-78.

[270] Markus, H. R., & Kitayama, S.(1991). Culture and the self: Implications for cognition, emotion, and motivation. Psychological review, 98 (2), 224.

[271] Marshall, C., & Rossman, G. B.(2011). Designing qualitative research. Sage.

[272] Marshall, C., & Rossman, G. B.(2014). Designing qualitative research. Sage publications.

[273] Maslach, C., & Leiter, M. P.(2008). Early predictors of job burnout and engagement. Journal of applied psychology, 93 (3), 498.

[274] Matud, M. P.(2004). Gender differences in stress and coping styles. Personality and individual differences, 37 (7), 1401-1415.

[275] Maume, D. J.(2016). Can men make time for family? Paid work, care work, work-family reconciliation policies, and gender equality. Social Currents, 3 (1), 43-63.

[276] Mauthner, N. S., & Doucet, A.(2003). Reflexive accounts and accounts of reflexivity in qualitative data analysis. Sociology, 37 (3), 413-431.

[277] McLean, C. P., & Anderson, E. R.(2009). Brave men and timid women? A review of the gender differences in fear and anxiety. Clinical psychology review, 29 (6), 496-505.

[278] McNall, L. A., Masuda, A. D., & Nicklin, J. M.(2009). Flexible work arrangements, job satisfaction, and turnover intentions: The mediating role of work-to-family enrichment. The Journal of psychology, 144 (1), 61-81.

[279] McNall, L. A., Nicklin, J. M., & Masuda, A. D.(2010). A meta-analytic review of the consequences associated with work-family enrichment. Journal of Business and Psychology, 25 (3), 381-396.

[280] Meijman, T. F., Mulder, G., Drenth, P., & Thierry, H. (1998). Psychological aspects of workload. Handbook of Work and

Organizational Psychology. Volume, 2.

[281] Mennino, S. F., Rubin, B. A., & Brayfield, A.(2005). Home-to-job and job-to-home spillover: The impact of company policies and workplace culture. The Sociological Quarterly, 46 (1), 107-135.

[282] Merriam, S. B.(2002). Introduction to qualitative research. Qualitative research in practice: Examples for discussion and analysis, 1, 1-17.

[283] Merrick, E.(1999). An exploration of quality in qualitative research. Using qualitative methods in psychology, 25, 36.

[284] Messenger, J. C., Lee, S., & McCann, D. (2007). Working time around the world: Trends in working hours, laws, and policies in a global comparative perspective. Routledge.

[285] Meyer, J. P., & Allen, N. J.(1991). A three-component conceptualization of organizational commitment. Human resource management review, 1 (1), 61-89.

[286] Michelsen, H., & Bildt, C.(2003). Psychosocial conditions on and off the job and psychological ill health: depressive symptoms, impaired psychological wellbeing, heavy consumption of alcohol. Occupational and environmental medicine, 60 (7), 489-496.

[287] Michie, S., & Williams, S.(2003). Reducing work related psychological ill health and sickness absence: a systematic literature review. Occupational and environmental medicine, 60 (1), 3-9.

[288] Miles, L., & Goo, S. H.(2013). Corporate governance in Asian countries: Has Confucianism anything to offer? Business and Society Review, 118 (1), 23-45.

[289] Miles, M. B., & Huberman, A. M.(1994). Qualitative data analysis: An expanded sourcebook. Sage.

[290] Mingyan, T.(2012). Core spirit and function in Confucianism from the perspective of soft power of Chinese culture. Cross-Cultural Communication, 8 (6), 65.

[291] Mirowsky, J., & Ross, C. E.(1995). Sex differences in distress: Real or artifact? American sociological review, 449-468.

[292] Moen, P., Kelly, E. L., Fan, W., Lee, S. -R., Almeida, D., Kossek, E. E., & Buxton, O. M.(2016). Does a flexibility/support organizational initiative improve high-tech employees' well-being? Evidence from the work, family, and health network. American sociological review, 81 (1), 134-164.

[293] Moen, P., Kelly, E. L., Tranby, E., & Huang, Q. (2011). Changing work, changing health: can real work-time flexibility promote health behaviors and well-being? Journal of health and social behavior, 52 (4), 404-429.

[294] Molina-Azorin, J. F.(2012). Mixed methods research in strategic management: Impact and applications. Organizational Research Methods, 15 (1), 33-56.

[295] Morgan, S. J., & Symon, G.(2004). Electronic interviews in organizational research. Essential guide to qualitative methods in organizational research, 23-33.

[296] Morris, M., & Leung, K.(2000). Justice for all? Progress in research on cultural variation in the psychology of distributive and procedural justice. Applied psychology, 49 (1), 100-132.

[297] Morris, M. W., & Peng, K. (1994). Culture and cause: American and Chinese attributions for social and physical events. Journal of Personality and Social psychology, 67 (6), 949.

[298] Morse, J. M., Barrett, M., Mayan, M., Olson, K., & Spiers, J.(2002). Verification strategies for establishing reliability and validity in qualitative research. International journal of qualitative methods, 1 (2), 13-22.

[299] Mottaz, C. J.(1985). The relative importance of intrinsic and extrinsic rewards as determinants of work satisfaction. The Sociological Quarterly, 26 (3), 365-385.

[300] Mustapha, N.(2013). The influence of financial reward on job sat-

isfaction among academic staffs at public universities in Kelantan, Malaysia. International Journal of Business and Social Science, 4 (3).

[301] Nakanishi, N., Nishina, K., Yoshida, H., Matsuo, Y., Nagano, K., Nakamura, K., Suzuki, K., & Tatara, K. (2001). Hours of work and the risk of developing impaired fasting glucose or type 2 diabetes mellitus in Japanese male office workers. Occupational and Environmental Medicine, 58 (9), 569-574.

[302] Nakanishi, N., Yoshida, H., Nagano, K., Kawashimo, H., Nakamura, K., & Tatara, K. (2001). Long working hours and risk for hypertension in Japanese male white collar workers. Journal of Epidemiology & Community Health, 55 (5), 316-322.

[303] Nakashima, M., Morikawa, Y., Sakurai, M., Nakamura, K., Miura, K., Ishizaki, M., Kido, T., Naruse, Y., Suwazono, Y., & Nakagawa, H., (2011). Association between long working hours and sleep problems in white-collar workers. 20 (1ptl), 110-116.

[304] Niedhammer, I., Tek, M. -L., Starke, D., & Siegrist, J. (2004). Effort-reward imbalance model and self-reported health: cross-sectional and prospective findings from the GAZEL cohort. Social science & medicine, 58 (8), 1531-1541.

[305] Nijp, H. H., Beckers, D. G., Geurts, S. A., Tucker, P., & Kompier, M. A. (2012). Systematic review on the association between employee worktime control and work-non-work balance, health and well-being, and job-related outcomes. Scandinavian journal of work, environment & health, 299-313.

[306] Nishikitani, M., Nakao, M., Karita, K., Nomura, K., & Yano, E. (2005). Influence of overtime work, sleep duration, and perceived job characteristics on the physical and mental status of software engineers. Industrial Health, 43 (4), 623-629.

[307] Nolen-Hoeksema, S., & Hilt, L. M. (2009). Gender differences

in depression.

[308] Nutt，D.，Wilson，S.，& Paterson，L.，(2008). Sleep disorders as core symptoms of depression. 10 (3)，329.

[309] Nyambegera，S. M.，& Gicheru，C. N.(2016). Extrinsic and Intrinsic Factors Influencing Employee Motivation：Lessons from AMREF Health Africa in Kenya. International Journal of Business and Social Research，6 (9)，20-31.

[310] Ogawa，R.，Seo，E.，Maeno，T.，Ito，M.，Sanuki，M.，& Maeno，T.，(2018). The relationship between long working hours and depression among first-year residents in Japan. 18 (1)，1-8.

[311] Ohtsu，T.，Kaneita，Y.，Aritake，S.，Mishima，K.，Uchiyama，M.，Akashiba，T.，Uchimura，N.，Nakaji，S.，Munezawa，T.，& Kokaze，A.(2013). A Cross-sectional Study of the Association between Working Hours and Sleep Duration among the Japanese Working Population. Journal of occupational health，55 (4)，307-311.

[312] Olds，D. M.，& Clarke，S. P.(2010). The effect of work hours on adverse events and errors in health care. Journal of safety research，41 (2)，153-162.

[313] Oliver，N.(1990). Work rewards，work values，and organizational commitment in an employee-owned firm：Evidence from the UK. Human relations，43 (6)，513-526.

[314] Ollo-López，A.，Bayo-Moriones，A.，& Larraza-Kintana，M.(2014). Not All Alike：The Distinctive Impact of Voluntary and Involuntary Effort on Stress and Fatigue. Applied Research in Quality of Life，9 (3)，559-573.

[315] Onwuegbuzie，A. J.，& Collins，K. M.(2007). A typology of mixed methods sampling designs in social science research. The qualitative report，12 (2)，281-316.

[316] Onwuegbuzie，A. J.，& Leech，N. L.(2006). Linking research questions to mixed methods data analysis procedures 1. The qualitative report，11 (3)，474-498.

[317] Opdenakker, R.(2006). Advantages and disadvantages of four interview techniques in qualitative research. Forum Qualitative Sozialforschung/Forum: Qualitative Social Research.

[318] Ota, A., Masue, T., Yasuda, N., Tsutsumi, A., Mino, Y., & Ohara, H.(2005). Association between psychosocial job characteristics and insomnia: an investigation using two relevant job stress models-the demand-control-support (DCS) model and the effort-reward imbalance (ERI) model. Sleep Medicine, 6 (4), 353-358.

[319] Otterbach, S., Wooden, M., & Fok, Y.(2016). Working-time mismatch and mental health.

[320] Palinkas, L. A., Horwitz, S. M., Green, C. A., Wisdom, J. P., Duan, N., & Hoagwood, K.(2015). Purposeful sampling for qualitative data collection and analysis in mixed method implementation research. Administration and Policy in Mental Health and Mental Health Services Research, 42 (5), 533-544.

[321] Panatik, S. A. B., Rajab, A., Shaari, R., Saat, M. M., Wahab, S. A., & Noordin, N. F. M.(2012). Psychosocial work condition and work attitudes: Testing of the effort-reward imbalance model in Malaysia. Procedia-Social and Behavioral Sciences, 40, 591-595.

[322] Parent-Thirion, A., Fernández Macías, E., Hurley, J., & Vermeylen, G.(2007). Fourth European survey on working conditions. Dublin: European Foundation for the Improvement of Living Standards.

[323] Park, J., Kim, Y., Cho, Y., Woo, K. -H., Chung, H. K., Iwasaki, K., Oka, T., Sasaki, T., & Hisanaga, N. (2001). Regular overtime and cardiovascular functions. Industrial health, 39 (3), 244-249.

[324] Park, S. M., Min, K. R., & Chen, C. -A.(2016). Do monetary rewards bring happiness? Comparing the impacts of pay-for-performance in the public and private sectors. International Review of Public Administration, 21 (3), 199-215.

[325] Parker，G.，& Brotchie，H.(2010). Gender differences in depression. International review of psychiatry，22（5），429-436.

[326] Parkes，K. R. J. A. A.，& Prevention.(2017). Work environment，overtime and sleep among offshore personnel. 99，383-388.

[327] Partington，G.(2001). Qualitative research interviews：Identifying problems in technique.

[328] Peeters，M. A.，& Rutte，C. G.(2005). Time management behavior as a moderator for the job demand-control interaction. Journal of occupational health psychology，10（1），64.

[329] Pega，F.，Náfrádi，B.，Momen，N. C.，Ujita，Y.，Streicher，K. N.，Prüss-Üstün，A. M.，Group，T. A.，Descatha，A.，Driscoll，T.，& Fischer，F.，(2021). Global，regional，and national burdens of ischemic heart disease and stroke attributable to exposure to long working hours for 194 countries，2000－2016：A systematic analysis from the WHO/ILO Joint Estimates of the Work-related Burden of Disease and Injury. 154，106595.

[330] Peter，R.，Geißler，H.，& Siegrist，J.(1998). Associations of effort-reward imbalance at work and reported symptoms in different groups of male and female public transport workers. Stress and Health，14（3），175-182.

[331] Pimenta，A. M.，Beunza，J. J.，Bes-Rastrollo，M.，Alonso，A.，López，C. N.，Velásquez-Meléndez，G.，& Martínez-González，M. A.(2009). Work hours and incidence of hypertension among Spanish university graduates：the Seguimiento Universidad de Navarra prospective cohort. Journal of hypertension，27（1），34-40.

[332] Pomaki，G.，& Maes，S.(2002). Predicting quality of work life：From work conditions to self-regulation. InThe universality of subjective wellbeing indicators（pp. 151-173）. Springer.

[333] Preacher，K. J.，& Hayes，A. F.(2004). SPSS and SAS procedures for estimating indirect effects in simple mediation models. Behavior research methods，instruments，& computers，36（4），

717-731.

[334] Puls, W., Wienold, H., & Blank, T. (1998). Die einwirkung von gratifikationskrisen am arbeitsplatz auf den konsum von alkohol: eine schriftliche befragung in betrieben der metallverarbeitenden industrie. Occupational Health and Industrial Medicine, 3 (39), 138.

[335] Qu, S. Q., & Dumay, J. (2011). The qualitative research interview. Qualitative research in accounting & management, 8 (3), 238-264.

[336] Rau, R., & Triemer, A. (2004). Overtime in relation to blood pressure and mood during work, leisure, and night time. Social Indicators Research, 67 (1), 51-73.

[337] Rayton, B. A., & Yalabik, Z. Y. (2014). Work engagement, psychological contract breach and job satisfaction. The International Journal of Human Resource Management, 25 (17), 2382-2400.

[338] Rhoades, L., & Eisenberger, R. (2002). Perceived organizational support: a review of the literature. Journal of applied psychology, 87 (4), 698.

[339] Richter, G. (1999). Innere Kündigung. Modellentwicklung und empirische Befunde aus einer Untersuchung im Bereich der öffentlichen Verwaltung. German Journal of Human Resource Management: Zeitschrift für Personalforschung, 13 (2), 113-138.

[340] Roediger, D. R., & Foner, P. S. (1989). Our own time: A history of American labor and the working day. Verso.

[341] Rolstad, S., Adler, J., & Rydén, A., (2011). Response burden and questionnaire length: is shorter better? A review and meta-analysis. 14 (8), 1101-1108.

[342] Rowley, J. (2012). Conducting research interviews. Management Research Review, 35 (3/4), 260-271.

[343] Rubin, H. J., & Rubin, I. S. (2011). Qualitative interviewing: The art of hearing data. Sage.

［344］Rusbult，C. E.，& Farrell，D.(1983). A longitudinal test of the investment model: The impact on job satisfaction，job commitment，and turnover of variations in rewards，costs，alternatives，and investments. Journal of applied psychology，68（3），429.

［345］Ryan，R. M.，& Deci，E. L.(2000). Self-determination theory and the facilitation of intrinsic motivation，social development，and well-being. American psychologist，55（1），68.

［346］Sale，J. E.，Lohfeld，L. H.，& Brazil，K.(2002). Revisiting the quantitative-qualitative debate: Implications for mixed-methods research. Quality and quantity，36（1），43-53.

［347］Saleh，A.，& Bista，K.（2017）. Examining factors impacting online survey response rates in educational research: Perceptions of graduate students. Journal of MultiDisciplinary Evaluation，13（29），63-74.

［348］Salo，P.，Ala-Mursula，L.，Rod，N. H.，Tucker，P.，Pentti，J.，Kivimäki，M.，& Vahtera，J.(2014). Work time control and sleep disturbances: prospective cohort study of Finnish public sector employees. Sleep，37（7），1217.

［349］Sampson，E. E.(2000). Reinterpreting individualism and collectivism: Their religious roots and monologic versus dialogic person-other relationship. American Psychologist，55（12），1425.

［350］Sánchez-Fernández，J.，Muñoz-Leiva，F.，& Montoro-Ríos，F. J.(2012). Improving retention rate and response quality in Web-based surveys. Computers in Human Behavior，28（2），507-514.

［351］Sandelowski，M.(2000). Combining qualitative and quantitative sampling，data collection，and analysis techniques in mixed-method studies. Research in nursing & health，23（3），246-255.

［352］Sandmark，H.（2007）. Work and family: associations with long-term sick-listing in Swedish women-a case-control study. BMC Public Health，7（1），1.

［353］Sarantakos，S.（2005）. Social Research. 3rd. Hampshire: Palgrave

Macmillan.

[354] Sasaki, T., Iwasaki, K., Mori, I., Hisanaga, N., & Shibata, E. (2007). Overtime, job stressors, sleep/rest, and fatigue of Japanese workers in a company. Industrial health, 45 (2), 237-246.

[355] Sato, Y., Miyake, H., & Thériault, G.(2009). Overtime work and stress response in a group of Japanese workers. Occupational Medicine, 59 (1), 14-19.

[356] Sayer, L. C. (2005). Gender, time and inequality: Trends in women's and men's paid work, unpaid work and free time. Social forces, 84 (1), 285-303.

[357] Scandura, T. A., & Lankau, M. J.(1997). Relationships of gender, family responsibility and flexible work hours to organizational commitment and job satisfaction. Journal of organizational Behavior, 18 (4), 377-391.

[358] Schaufeli, W. B., & Bakker, A. B.(2003). Utrecht work engagement scale: Preliminary manual. Occupational Health Psychology Unit, Utrecht University, Utrecht.

[359] Schaufeli, W. B., Bakker, A. B., & Salanova, M. (2006). The measurement of work engagement with a short questionnaire a cross-national study. Educational and psychological measurement, 66 (4), 701-716.

[360] Schaufeli, W. B., Dierendonck, D. V., & Gorp, K. V. (1996). Burnout and reciprocity: Towards a dual-level social exchange model. Work & Stress, 10 (3), 225-237.

[361] Schieman, S., & Young, M.(2010). Is there a downside to schedule control for the work-family interface? Journal of Family Issues.

[362] Schmitt, N., Colligan, M. J., & Fitzgerald, M. J.,(1980). Unexplained physical symptoms in eight organizations: Individual and organizational analyses. 53 (4), 305-317.

[363] Schultze, U., & Avital, M.(2011). Designing interviews to generate rich data for information systems research. Information and organization, 21 (1), 1-16.

［364］ Schwartz，S. H.（1990）. Individualism-collectivism critique and proposed refinements. Journal of cross-cultural psychology，21（2），139-157.

［365］ Sedgwick，P.（2014）. Case-control studies：advantages and disadvantages. Bmj，348.

［366］ Shannon，D. M.，Johnson，T. E.，Searcy，S.，& Lott，A.（2002）. Using electronic surveys：Advice from survey professionals. Practical assessment，research & evaluation，8（1），1-2.

［367］ Sheehan，K. B.（2002）. Online research methodology：Reflections and speculations. Journal of Interactive Advertising，3（1），56-61.

［368］ Shields，M.，（1999）. Long working hours and health. 11（2），33-48.

［369］ Shimizu，T.，Horie，S.，Nagata，S.，& Marui，E.（2004）. Relationship between self-reported low productivity and overtime working. Occupational Medicine，54（1），52-54.

［370］ Siegrist，J.（1996）. Adverse health effects of high-effort/low-reward conditions. Journal of occupational health psychology，1（1），27.

［371］ Siegrist，J.（1998）. Adverse health effects of effort-reward imbalance at work. Theories of organizational stress，190-204.

［372］ Siegrist，J.（2002）. Effort-reward imbalance at work and health.

［373］ Siegrist，J.，Starke，D.，Chandola，T.，Godin，I.，Marmot，M.，Niedhammer，I.，& Peter，R.（2004）. The measurement of effort-reward imbalance at work：European comparisons. Social science & medicine，58（8），1483-1499.

［374］ Simpson，C. L.，Severson，R. K. J. J. o. O.，& Medicine，E.（2000）. Risk of injury in African American hospital workers. 1035-1040.

［375］ Siu，O. l.（2003）. Job stress and job performance among employees in Hong Kong：The role of Chinese work values and organizational commitment. International journal of psychology，38（6），337-347.

［376］ Skinner，J. E.（1985）. Psychosocial stress and sudden cardiac death: brain mechanisms. InStress and heart disease (pp. 44-59). Springer.

[377] Skinner, N., & Pocock, B.(2008). Work-life conflict: Is work time or work overload more important? Asia Pacific Journal of Human Resources, 46 (3), 303-315.

[378] Skogstad, M., Mamen, A., Lunde, L. -K., Ulvestad, B., Matre, D., Aass, H. C. D., Øvstebø, R., Nielsen, P., Samuelsen, K. N., & Skare, Ø. (2019). Shift work including night work and long working hours in industrial plants increases the risk of atherosclerosis. International journal of environmental research and public health, 16 (3), 521.

[379] Sloan, D. M., & Sandt, A. R.(2006). Gender differences in depression. Women's Health, 2 (3), 425-434.

[380] Smith, R., Olah, D., Hansen, B., & Cumbo, D.,(2003). The effect of questionnaire length on participant response rate: A case study in the US cabinet industry. 53 (11/12), 33.

[381] Sokejima, S., & Kagamimori, S.(1998). Working hours as a risk factor for acute myocardial infarction in Japan: case-control study. Bmj, 317 (7161), 775-780.

[382] Solem, R. C.(2015). Limitation of a cross-sectional study. American Journal of Orthodontics and Dentofacial Orthopedics, 148 (2), 205.

[383] Sousa-Poza, A., & Henneberger, F. (2004). Analyzing job mobility with job turnover intentions: An international comparative study. Journal of Economic Issues, 38 (1), 113-137.

[384] Sparks, K., Cooper, C., Fried, Y., & Shirom, A.(1997). The effects of hours of work on health: a meta-analytic review. Journal of occupational and organizational psychology, 70 (4), 391-408.

[385] Sparks, K., Faragher, B., & Cooper, C. L.(2001). Well-being and occupational health in the 21st century workplace. Journal of occupational and organizational psychology, 74 (4), 489-509.

[386] Spector, P. E.(2006). Method variance in organizational research truth or urban legend? Organizational research methods, 9 (2), 221-232.

[387] Spurgeon, A., Harrington, J. M., & Cooper, C. L. (1997). Health and safety problems associated with long working hours: a review of the current position. Occupational and environmental medicine, 54 (6), 367-375.

[388] Stansfeld, S., & Candy, B.(2006). Psychosocial work environment and mental health—a meta-analytic review. Scandinavian journal of work, environment & health, 443-462.

[389] Steinberg, A., & Ritzmann, R. F.,(1990). A living systems approach to understanding the concept of stress. 35 (2), 138-146.

[390] Stone-Romero, E. F., Stone, D. L., & Salas, E.(2003). The influence of culture on role conceptions and role behavior in organisations. Applied psychology, 52 (3), 328-362.

[391] Suwazono, Y., Okubo, Y., Kobayashi, E., Kido, T., & Nogawa, K.(2003). A follow-up study on the association of working conditions and lifestyles with the development of (perceived) mental symptoms in workers of a telecommunication enterprise. Occupational Medicine, 53 (7), 436-442.

[392] Takahashi, M., Iwasaki, K., Sasaki, T., Kubo, T., Mori, I., & Otsuka, Y.(2011). Worktime control-dependent reductions in fatigue, sleep problems, and depression. Applied ergonomics, 42 (2), 244-250.

[393] Takaki, J., Nakao, M., Karita, K., Nishikitani, M., & Yano, E. (2006). Relationships between effort-reward imbalance, over-commitment, and fatigue in Japanese information-technology workers. Journal of occupational health, 48 (1), 62-64.

[394] Taris, T. W., Ybema, J. F., Beckers, D. G., Verheijden, M. W., Geurts, S. A., & Kompier, M. A.,(2011). Investigating the associations among overtime work, health behaviors, and

health: a longitudinal study among full-time employees. 18 (4), 352-360.

[395] Tarumi, K., Hagihara, A., & Morimoto, K.(2003). A prospective observation of onsets of health defects associated with working hours. Industrial health, 41 (2), 101-108.

[396] Tashakkori, A., & Teddlie, C.(2010). Sage handbook of mixed methods in social & behavioral research. Sage.

[397] Tenforde, A. S., Sainani, K. L., & Fredericson, M. (2010). Electronic web-based surveys: an effective and emerging tool in research. Pm&r, 2 (4), 307-309.

[398] Thomas, E., & Magilvy, J. K.(2011). Qualitative rigor or research validity in qualitative research. Journal for specialists in pediatric nursing, 16 (2), 151-155.

[399] Triandis, H. C.(1995). Individualism & collectivism. Westview press.

[400] Tsutsumi, A., Kawanami, S., & Horie, S. (2012). Effort-reward imbalance and depression among private practice physicians. International archives of occupational and environmental health, 85 (2), 153-161.

[401] Tsutsumi, A., Kayaba, K., Nagami, M., Miki, A., Kawano, Y., Ohya, Y., Odagiri, Y., & Shimomitsu, T.(2002). The effort-reward imbalance model: experiencein Japanese working population. Journal of occupational health, 44 (6), 398-407.

[402] Tucker, P., Bejerot, E., Kecklund, G., Aronsson, G., & Åkerstedt, T.(2015). The impact of work time control on physicians' sleep and well-being. Applied ergonomics, 47, 109-116.

[403] Tucker, P., & Rutherford, C.(2005). Moderators of the relationship between long work hours and health. Journal of occupational health psychology, 10 (4), 465.

[404] Ulrich, C. M., Danis, M., Koziol, D., Garrett-Mayer, E., Hubbard, R., & Grady, C.(2005). Does it pay to pay?: A ran-

domized trial of prepaid financial incentives and lottery incentives in surveys of nonphysician healthcare professionals. Nursing Research，54（3），178-183.

[405] Vahtera，J.，Laine，S.，Virtanen，M.，Oksanen，T.，Koskinen，A.，Pentti，J.，& Kivimaki，M.(2010). Employee control over working times and risk of cause-specific disability pension：the Finnish Public Sector Study. Occupational and environmental medicine，67（7），479-485.

[406] Valcour，M.(2007). Work-based resources as moderators of the relationship between work hours and satisfaction with work-family balance. Journal of Applied Psychology，92（6），1512.

[407] Van der Doef，M.，& Maes，S.(1999). The job demand-control (-support) model and psychological well-being：a review of 20 years of empirical research. Work & Stress，13（2），87-114.

[408] Van der Hulst，M.(2003). Long workhours and health. Scandinavian journal of work，environment & health，171-188.

[409] Van Der Hulst，M.，& Geurts，S.(2001). Associations between overtime and psychological health in high and low reward jobs. Work and Stress，15（3），227-240.

[410] Van der Hulst，M.，Van Veldhoven，M.，& Beckers，D.(2006). Overtime and need for recovery in relation to job demands and job control. Journal of occupational health，48（1），11-19. https：//www. jstage. jst. go. jp/article/joh/48/1/48 _ 1 _ 11/ _ pdf.

[411] Van Selm，M.，& Jankowski，N. W.(2006). Conducting online surveys. Quality and quantity，40（3），435-456.

[412] Van Vegchel，N.，de Jonge，J.，Bakker，A.，& Schaufeli，W. (2002). Testing global and specific indicators of rewards in the Effort-Reward Imbalance Model：Does it make any difference? European journal of work and organizational psychology，11（4），403-421.

[413] Van Vegchel，N.，De Jonge，J.，Bosma，H.，& Schaufeli，W. (2005). Reviewing the effort − reward imbalance model：drawing up the balance of 45 empirical studies. Social science & medicine，

60 (5), 1117-1131.

[414] Van Vegchel, N., De Jonge, J., Meijer, T., & Hamers, J. P. (2001). Different effort constructs and effort—reward imbalance: effects on employee well—being in ancillary health care workers. Journal of Advanced Nursing, 34 (1), 128-136.

[415] Van Yperen, N. W., Wörtler, B., & De Jonge, K. M.(2016). Workers' intrinsic work motivation when job demands are high: The role of need for autonomy and perceived opportunity for blended working. Computers in Human Behavior, 60, 179-184.

[416] Vancouver, J. B.(2000). Self-regulation in organizational settings: A tale of two paradigms. InHandbook of self-regulation (pp. 303-341). Elsevier.

[417] Virtanen, M., Ferrie, J., Gimeno, D., Vahtera, J., Elovainio, M., Singh-Manoux, A., Marmot, M., & Kivimäki, M.(2009). Long working hours and sleep disturbances: the Whitehall Ⅱ prospective cohort study. Sleep, 32 (6), 737-745.

[418] Virtanen, M., Ferrie, J. E., Singh-Manoux, A., Shipley, M. J., Stansfeld, S. A., Marmot, M. G., Ahola, K., Vahtera, J., & Kivimäki, M.(2011). Long working hours and symptoms of anxiety and depression: a 5-year follow-up of the Whitehall Ⅱ study. Psychological medicine, 41 (12), 2485-2494.

[419] Virtanen, M., Ferrie, J. E., Singh-Manoux, A., Shipley, M. J., Vahtera, J., Marmot, M. G., & Kivimäki, M. J. E. h. j. (2010). Overtime work and incident coronary heart disease: the Whitehall II prospective cohort study. 31 (14), 1737-1744.

[420] Virtanen, M., Heikkilä, K., Jokela, M., Ferrie, J. E., Batty, G. D., Vahtera, J., & Kivimäki, M. (2012). Long working hours and coronary heart disease: a systematic review and meta-analysis. American journal of epidemiology, 176 (7), 586-596.

[421] Virtanen, M., Stansfeld, S. A., Fuhrer, R., Ferrie, J. E., & Kivimäki, M.(2012). Overtime work as a predictor of major de-

pressive episode：a 5-year follow-up of the Whitehall Ⅱ study. PloS one，7（1），e30719.

[422] von dem Knesebeck，O.，& Siegrist，J.(2003). Reported nonreciprocity of social exchange and depressive symptoms：extending the model of effort-reward imbalance beyond work. Journal of Psychosomatic Research，55（3），209-214.

[423] Voydanoff，P.（2005）. Toward a conceptualization of perceived work-family fit and balance：a demands and resources approach. Journal of Marriage and Family，67（4），822-836.

[424] Walker Jr，O. C.，Churchill Jr，G. A.，& Ford，N. M.(1977). Motivation and performance in industrial selling：present knowledge and needed research. Journal of Marketing Research，156-168.

[425] Wang，K.，Shi，H. -S.，Geng，F. -L.，Zou，L. -Q.，Tan，S. -P.，Wang，Y.，Neumann，D. L.，Shum，D. H.，& Chan，R. C.(2016). Cross-cultural validation of the Depression Anxiety Stress Scale—21 in China. Psychological assessment，28（5），e88.

[426] Watanabe，M.，& Yamauchi，K.(2016). Psychosocial factors of overtime work in relation to work-nonwork balance：a multilevel structural equation modeling analysis of nurses working in hospitals. International journal of behavioral medicine，23（4），492-500.

[427] Watanabe，M.，& Yamauchi，K.(2018). The effect of quality of overtime work on nurses' mental health and work engagement. Journal of Nursing Management，26（6），679-688.

[428] Watanabe，M.，& Yamauchi，K.（2019）. Subtypes of overtime work and nurses' fatigue, mental status, and work engagement：A latent class analysis of Japanese hospital nurses. Journal of advanced nursing，75（10），2122-2132.

[429] Waterman，A. S.（1984）. The psychology of individualism. Praeger Publishers.

[430] Wayne，J. H.，Musisca，N.，& Fleeson，W.(2004). Considering the role of personality in the work-family experience：Relationships of the big

five to work-family conflict and facilitation. Journal of vocational behavior，64（1），108-130.

［431］Wayne，J. H.，Randel，A. E.，& Stevens，J.（2006）. The role of identity and work-family support in work-family enrichment and its work-related consequences. Journal of Vocational Behavior，69（3），445-461.

［432］Wen，Z.，& Fan，X.（2015）. Monotonicity of effect sizes：Questioning kappa-squared as mediation effect size measure. Psychological methods，20（2），193.

［433］Westover，J. H.，& Taylor，J.（2010）. International differences in job satisfaction：The effects of public service motivation，rewards and work relations. International Journal of Productivity and Performance Management，59（8），811-828.

［434］White，J.，& Beswick，J.（2003）. Working long hours. Health & Safety Laboratory（HSL），Sheffield.

［435］Winwood，P. C.，Lushington，K.，& Winefield，A. H.（2006）. Further development and validation of the Occupational Fatigue Exhaustion Recovery（OFER）scale. Journal of Occupational and Environmental Medicine，48（4），381-389.

［436］Wong，K.，Chan，A. H.，& Ngan，S.（2019）. The effect of long working hours and overtime on occupational health：a meta-analysis of evidence from 1998 to 2018. International journal of environmental research and public health，16（12），2102.

［437］Yang，H.，Schnall，P. L.，Jauregui，M.，Su，T. -C.，& Baker，D.（2006）. Work hours and self-reported hypertension among working people in California. Hypertension，48（4），744-750.

［438］Yu，J.，& Leka，S.（2022）. The Effect of Worktime Control on Overtime Employees' Mental Health and Work-Family Conflict：The Mediating Role of Voluntary Overtime. International journal of environmental research and public health，19（7），3767.

［439］Yu，J.，& Leka，S.（2022）. Where is the limit for overtime？Impacts of overtime on employees' mental health and potential solutions: A qualitative study in China. Frontiers in Psychology, 13, 976723.

[440] żołnierczyk-Zreda, D., Bedyńska, S., & Warszewska-Makuch, M. (2012). Work time control and mental health of workers working long hours: the role of gender and age. International journal of occupational safety and ergonomics, 18 (3), 311-320.

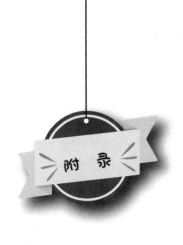

附录1　参与者信息

第一阶段

研究课题：加班对员工心理健康和组织行为的影响研究

研究者：蔚佼秧

此封信是为了邀请您参与以下研究：拥有高工作时间可控性和奖励的员工是否比拥有低工作时间可控性和奖励的员工具有较高的心理健康、工作满意度和较低的工作生活冲突、离职倾向。

您的参与是自愿的，在不需要给出原因的情况下有权决定是否继续参与，或拒绝回答某一问题，或在采访的任何时候要求停止录音。您可以自由地在访谈前或过程中退出。您也可以在访谈结束一周内撤回所提交的数据。但是，一旦录音转译成文本，数据分析开始，数据将无法撤回。

此项研究是关于什么的？

这项研究的目的是调查拥有高工作时间可控性（如开始和结束一天的工作时间、休假和带薪假的时间安排）和工作奖励的员工是否比拥有低工作时间可控性和奖励的员工具有较高的心理健康、工作满意度和较低的工作生活冲突、离职倾向。

谁被要求参与，为什么？

您被邀请参与的原因是：您是 IT 行业的全职员工，并且在您的工作中存在加班的可能性。

我将会被要求干什么？

我们邀请您做一个大约 15 分钟的采访，谈谈您对加班的经历和看法。访谈会被录音，但不会记录您的姓名。您的参与是完全自愿的。访谈是匿名的，不愿参与的人不会被识别，也不会对您产生任何影响。

这项研究会对我有什么好处吗？

参与这项研究可能不会有直接的个人好处。但是你将帮助促进对加班的理解，以及加班是怎样影响 IT 行业的员工的。这项研究可能对加班政策的建立和实施提供依据，进而可能对员工加班的经历有积极的影响。

对于我提供的信息会发生什么？

您提供的信息将会被高度保密并且安全地保存。只有这项研究的研究者有权查看这些信息。为了确保这项研究被恰当的实施，信息也可能被获得授权的人查看。在任何情况和所有结论中，个人信息保证不会被识别。

您的访谈将会被录音。为了确保匿名性，录音被研究者转译成文本后，您的个人信息将会被删除。您的某些回答可能在我们的报告或发表的文章中被引用。我们会坚持匿名原则。如果您不希望我们这么做，请告诉我们。

你们会如何使用数据？

研究的结果将被撰写为论文并作为诺丁汉大学认可学历的一部分，而且有可能发表。如果企业有要求，我们将提供一份综述的报告。请您放心，在任何报告或发表的文章中，您的任何个人信息都不会被识别。

如果您有任何疑问或担心，请随时提问。在研究前和研究后，您都可以通过上面的邮箱地址联系我们。

谢谢您的参与！

我们相信这项研究没有已知的风险。然而，由于该研究涉及网络活动，数据也有可能会被破坏。我们将会尽最大努力来确保您的回答是匿名的。我们将会尽量降低风险来确保数据的保密性：只有研究者，研究者的导师和学校授权人员有权力查看数据；数据将会被安全地保存在研究者的私人电脑里；一旦录音转译成文本，录音将会被销毁。

第二阶段

研究课题：加班对员工心理健康和组织行为的影响研究

研究者：蔚佼秧

此封信是为了邀请您参与如下研究：拥有高工作时间可控性和奖励的员工是否比拥有低工作时间可控性和奖励的员工具有较高的心理健康、工作满意度和较低的工作生活冲突、离职倾向。

您的参与是自愿的，在不需要给出原因的情况下有权决定是否继续参与，或拒绝回答某一问题。您可以自由地在这项研究前或过程中退出。该问卷是匿名的，您一旦完成并且提交，数据将无法撤回。

此项研究是关于什么的？

这项研究的目的是调查拥有高工作时间可控性（如开始和结束一天的工作时间、休假和带薪假的时间安排）和工作奖励的员工是否比拥有低工作时间可控性和奖励的员工具有较高的心理健康、工作满意度和较低的工作生活冲突、离职倾向。

谁被要求参与？为什么？

您被邀请参与的原因是：您是 IT 行业的全职员工，并且在您的工作中存在加班的可能性。

我将会被要求干什么？

我们邀请您填写一份问卷调查，大概需要 10 分钟。您的参与是完全自愿的。问卷调查是匿名的，不愿参与的人不会被识别，也不会对您产生任何影响。

这项研究会对我有什么好处吗？

参与这项研究可能不会有直接的个人好处。但是您将帮助促进对加班的理解，以及加班是怎样影响 IT 行业的员工的。这项研究可能为加班政策的建立和实施提供依据，进而可能对员工加班的经历产生积极的影响。

对于我提供的信息会发生什么？

您提供的信息将会被高度保密并且安全地保存。只有组织这项研究的研究者有权查看这些信息。为了确保这项研究被恰当地实施，信息也可能被获得授权的人查看。在任何情况和所有结论中，个人信息保证不会被识别。

你们会如何使用数据？

研究的结果将被撰写成报告，而且有可能发表。如果企业有要求，我们将提供一份综述的报告。请您放心，在任何报告或发表的文章中，您的任何个人信息都不会被识别。

如果您有任何疑问或担心，请随时提问。在研究前和研究后，您都可以通过上面的邮箱地址联系我们。

谢谢您的参与！

我们相信这项研究没有已知的风险。然而，该研究涉及网络活动，数据也有可能会被破坏。我们将会尽最大努力确保您的回答是匿名的。我们将会尽量降低风险来确保数据的保密性：只有研究者，研究者的导师和学校授权人员有权力查看数据；数据将会被安全地保存在研究者的私人电脑里；一旦录音转译成文本，录音将会被销毁。

附录2　知情同意书

第一阶段

研究课题：加班对员工心理健康和组织行为的影响研究

研究者：蔚佼秧

• 你是否阅读并了解了参与者信息？　　是/否

• 你同意参与被录音的访谈？　　是/否

• 你是否知道如果你对这个研究有疑问，如何联系研究者？　是/否

• 你是否知道你可以自由地退出这个研究而不需要提供任何解释？是/否

• 你是否知道一旦你被采访，从技术上不太可能撤回你的数据，除非在访谈结束后的一星期内提出要求，一旦数据分析开始，数据将无法撤

回？是/否

• 你是否允许这项研究中你给出的数据将来在匿名的前提下被其他研究者共享？ 是/否

• 你是否知道这项研究中身份不会被识别的数据可能会被用在专业报告中或被发表？ 是/否

参与者签名＿＿＿＿＿＿＿＿＿　　　　日期：＿＿＿＿＿＿＿＿＿

第二阶段

研究课题：加班对员工心理健康和组织行为的影响研究

研究者：蔚佼秧

• 你是否阅读并了解了参与者信息？ 是/否

• 你同意回答调查问卷？是/否

• 你是否知道如果你对这个研究有疑问，如何联系研究者？是/否

• 你是否知道你可以自由地退出这个研究而不需要提供任何解释？是/否

• 你是否知道对于匿名的问卷调查，一旦完成并提交问卷，数据将无法撤回？是/否

• 你是否允许这项研究中你给出的数据将来在匿名的前提下被其他研究者共享？ 是/否

• 你是否知道这项研究中身份不会被识别的数据可能会被用在专业报告中或被发表？ 是/否

参与者签名＿＿＿＿＿＿＿＿＿　　　　日期：＿＿＿＿＿＿＿＿＿

一旦点了上面/下面的"确认"按钮，表明我了解了这项研究包含什么内容并且我的回答是匿名的。我同意参与并且知道在问卷结束时一旦提交，数据不能被撤回。

附录3   访谈提纲

1. 您能谈谈你现在工作中的加班吗？

2. 您能谈谈加班中或加班后的感受吗？

3. 您能谈谈加班对您生活的的影响吗？

4. 您能谈谈加班后获得的奖励或补偿吗？

（提示：a. 您的加班是否得到额外的补偿或奖励？

b. 您对这些补偿满意吗？

c. 您认为您的付出和得到的奖励是否平衡？

d. 你比较想得到哪些加班补偿呢？）

5. 总的来说，您怎么看待加班呢？

6. 关于加班或相关问题，您还有什么想补充的吗？

附录4   问卷

您的回答将是匿名的并保密，只用于研究的统计分析。请选出以下问题最适合的选项。感谢您的支持！

个人信息

1. 性别   A. 男   B. 女

2. 年龄 _____

3. 婚姻状态（如果您不介意回答的话）

A. 单身　B. 同居　C. 已婚　D. 离异　E. 丧偶

4. 您现在有人需要照料吗？（如：孩子或父母）A. 有　B. 无

5. 您的最高学历

A. 初中　B. 高中　C. 本科或大专　D. 研究生　E. 博士

6. 您的月收入_____（如果您不介意回答的话）

7. 您在过去的六个月中加过班吗？　　A. 加过　　B. 没有

8. 在过去的六个月中，你每周花在有报酬和没报酬上的加班时间平均有多少个小时？（包括在家的加班时间但不包括通勤时间）

心理健康

（0 "根本不符合我的情况" 到 3 "与我的实际情况非常相符"）

1. 我觉得很难让自己安静下来休息。

2. 我感到口干。

3. 我似乎完全不能积极乐观起来。

4. 我感到过呼吸困难（例如在没有体力透支的情况下感到呼吸急促，喘不过气来）。

5. 我发现很难发挥主动性去做事情。

6. 我对于所处的环境（情况）易于反应过度。

7. 我曾感到发抖（例如：手打哆嗦）。

8. 我时常感到神经紧张。

9. 我忧虑一些令自己恐慌或出丑的场合。

10. 我觉得自己对将来没有什么可盼望的。

11. 我感到忐忑不安。

12. 我感到很难让自己放松。

13. 我感到忧郁、沮丧。

14. 我无法容忍任何阻碍我继续工作的事情。

15. 我感到我曾接近恐慌。

16. 我对任何事情都没法充满热情。

17. 我感到自己曾不具备作为人而存在的价值。

18. 我感到我曾极易因为小事而生气。

19. 在没有体力透支的情况下，我也感觉到自己的心跳或心律不正常（例如：感到心跳过快或心律不齐）。

20. 我无缘无故地感到害怕。

21. 我曾感到生活没有意义。

工作-家庭冲突

（1"完全不同意"到5"完全同意"）

基于时间的工作对家庭的干扰：

1. 我的工作比我愿意的更多地阻碍了我的家庭活动。

2. 我必须投身于工作的时间阻碍我同等地承担家庭责任和参与家庭活动。

3. 由于我必须在工作责任上付出时间，导致我错过家庭活动。

基于压力的工作对家庭的干扰：

4. 当我下班回家时，我经常太疲惫以至于不能参与家庭活动或承担家庭责任。

5. 当我下班回家时，我经常情绪低落以至于它阻碍我为我的家庭做出贡献。

6. 由于在工作中压力太大，有时当我回家后我太累了，以至于不能做我喜欢的事情。

基于行为的工作对家庭的干扰：

7. 我在工作中采取的解决问题的行为在解决家庭问题时没有成效。

8. 在工作中对我有效和必要的行为在家中适得其反。

9. 使我在工作中有效的行为没有帮我成为一个更好的父亲/母亲和配偶。

工作满意度

（1"完全不同意"到5"完全同意"）

1. 我对目前的工作感到非常满意。

2. 大部分时候我对工作是充满热情的。

3. 每天的工作似乎源源不绝。

4. 我能在工作中找到真正的乐趣。

5. 我觉得我的工作相当不愉快。

离职倾向

自从你加入公司以来，是否有认真考虑过辞职的时候？

A. 是的，没有任何改善　　B. 是的，但现在没有了　　C. 没有

工作时间可控性

（1"非常少"到5"非常多"）

在多大程度上你可以影响工作时间的以下方面：

1. 一个工作日的开始和结束时间。

2. 在工作的时候休息一下。

3. 在工作的时候处理一下私事。

4. 带薪休假的时间安排。

5. 休无薪的假。

6. 是否加班的决定权。

付出－回报失衡

（1"完全不同意"到4"完全同意"）

1. 因为工作量大，我一直有时间上的压力。

2. 工作时，我常常被打断或受干扰。

3. 工作中，我必须承担很多责任。

4. 我常常不得不加班。

5. 我的工作需要耗费体力。

6. 最近几年来，我的工作负担越来越重。

7. 上司给我应有的尊重。

8. 同事给我应有的尊重。

9. 在工作中遇到困难时，我会得到适当的帮助。

10. 在工作上，我受到不公平的对待。

11. 我在工作中获得晋升的机会很少。

12. 我曾经历（或预料会经历）工作处境变坏。

13. 我的工作没有保障。

14. 就我的学历和所受的培训而言，目前的工作职位对我是合适的。

15. 就我付出的努力与既有的成就而言，我在工作中得到了应有的尊重与威望。

16. 就我付出的努力与既有的成就而言，我有恰当的工作前景。

17. 就我付出的努力与既有的成就而言，我有恰当的工资收入。

18. 我很容易因工作上的压力而烦躁。

19. 我早上一起床就会开始想工作上的事。

20. 回家后我很容易就可以放松，把工作放下。

21. 熟悉我的人说，我为工作牺牲太多了。

22. 我上床睡觉时还在想着工作上的事。

23. 如果我没有把今天该做的事做完，晚上我就会睡不好。

附录5　访谈主题分析

主题一	子主题	描述	举例
加班原因	和工作有关的原因	时间节点	月底，季度末，年底；工作时效性（工作时间限制）
		工作性质	任务量大，工作岗位重要，工作流程多，工作内容增加，工作复杂，工作没有规划性，人手不足
		临时/紧急的工作	临时通知、突发的任务，不确定性，客户需求
		干扰	检查，汇报，会议，培训，工作之外的事情干扰
	个人原因	能力	个人没有安排好，对工作不熟悉，工作效率低，工作能力不足
		个人品质	对工作的责任感
	文化原因	期望	领导希望多学会
		印象管理	整组人都在加班，领导在做样子

主题二	子主题	描述	举例
加班机制	加班时间	频率	偶尔的；频繁的；长时间的，连着几周
		强度	低强度（短时间的） 适度的（适当的） 高强度：熬到很晚，凌晨；连着几周（临时的或突发的工作 & 到了时间节点任务量大）
	可控性	时间可控性	工作时间可控：上下班时间，加班后晚点来 什么时候加班：可计划、提前安排；临时的、突发的，不能提前安排
		工作量可控性	可控：可以和老板谈；不可控（分配给你的任务）
		自愿或非自愿	有时自愿有时非自愿 自愿的：个人原因造成的加班；可安排计划的；积极的，效率高，较少累、烦躁 非自愿的：临时性工作，时间节点高强度的工作；不可避免的；消极的，抵触的，不情愿的
	奖励	有无奖励	时间：以前有，现在没有；一直没有；一直有影响 有奖励：安慰自己，积极，愿意，接受的，避免不好的情绪 无奖励：不愿意，抵触，避免加班

付出—回报平衡 / 类型 的子表：

		付出—回报平衡	低	高付出低回报：降低工作积极性和投入，避免额外的付出，自主加班变少
			中等	基本平衡：比较能接受加班
			高	任务量多，强度大，高付出，高回报（奖金，收入）；自愿加班
		类型	金钱	基于时间的：特定的加班补偿 基于产出的：工作表现，任务完成情况
			补偿	休息时间；餐补，打车费
				在领导眼中好的印象

续表

主题二	子主题	描述	举例	
加班机制	奖励	偏好	金钱方面	加班费，工资，餐费，打车费
			补偿	假期，休息时间
			情感方面	老板的鼓励，激励，认可
			发展	学习机会，技能的提升，升职
			无论什么奖励都不想加班	

主题三	子主题	描述	举例	
加班结果	对加班的态度	积极的	适当的，可提前安排的加班；成就感，完成工作后心里舒服，抗压能力提高	
		消极的	不喜欢：强制的、没有奖励的加班，无条件的加班；长期的、高强度的加班；无意义无成效的加班	
		中立的	加班是不可避免的，必需的；没有加班是不可能的；加班很正常；适度的偶尔的加班可以接受	
	对健康的影响	心理	厌烦的，厌恶的	
			不情愿的，抵触的，排斥的	
			累，疲惫	
			需要休息来恢复	
			压力大	
			焦虑	
			紧张，绷紧	
			抑郁：烦躁不安，易怒，暴躁，急躁，没精神，不积极，不开心，痛苦，不想说话	
			抱怨	
		身体	积累的影响，生病，感冒；头疼脑胀；睡眠不规律，睡不好甚至失眠，颈椎病，腰突；无法正常吃晚饭	

续表

主题三	子主题	描述	举例
加班结果	对生活的影响	家庭	没有时间陪家人；和家人缺少沟通，情感交流不顺畅，发生矛盾；家人不满意，不理解，抱怨；影响家庭和谐；不好的情绪带给家人；影响家人休息
		娱乐	休闲活动，娱乐时间，和朋友聚会；休息的时间，放松的时间
		计划	临时的加班：打乱计划和事先安排好的事；活动可提前安排的加班：影响较小
	工作相关的结果	离职倾向	换工作
		工作投入	减少付出和努力
		工作效率	效率低：任务量太大，频繁、长期的加班；不情愿、强制、消极的加班

主题四	子主题	描述	举例
解决办法	实际的	个人的	提高工作效率，减少加班，合理安排时间，找理由拒绝，和老板谈，平衡和协调工作生活，加班后放松、休息
		公司的	增加员工，优化工作流程，提高奖励（尤其是对强制的和突发的加班）
	情感的	内部的	转变态度，身心调节
		外部的	社会支持：老板，同事，家人